Vincenzo Sica • Claudio Napoli

DANNO VASCOLARE E TROMBOEMOSTASI
Fisiopatologia e patologia clinica

Presentazione a cura di
Giovanni Delrio

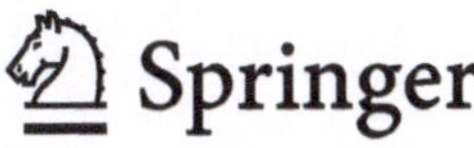

Vincenzo Sica
Professore Ordinario
di Patologia Clinica
Dipartimento di Patologia Generale
Seconda Università degli Studi di Napoli
Napoli

Claudio Napoli
Professore Straordinario
di Patologia Clinica
Dipartimento di Patologia Generale
Seconda Università degli Studi di Napoli
Napoli

ISBN 978-88-470-0626-3

Springer fa parte di Springer Science+Business Media

springer.com

© Springer-Verlag Italia 2007

In copertina: il primo pannello in alto a sinistra e il terzo pannello in alto a destra sono tratti da
J Clin Invest, 1997, n. 100, p 2685, con autorizzazione

Layout di copertina: Simona Colombo, Milano
Impaginazione: C & G di Cerri e Galassi, Cremona
Stampa: Arti Grafiche Nidasio, Assago (Milano)

Stampato in Italia
Springer-Verlag Italia S.r.l., Via Decembrio 28, I-20137 Milano

Finito di stampare nel mese di marzo 2007

Al nostro Maestro,
Professor Francesco Bresciani,
e a tutti coloro che ci hanno
insegnato l'amore per la ricerca

Ringraziamenti

Ringraziamo le dottoresse Heidi Eisele, Paola Mantovano, Stefania Onesto e Michela Pietropaolo per la collaborazione nella stesura del testo e la Fondazione Banco di Napoli per il supporto economico cortesemente concesso che ci ha consentito di ottenere alcuni dei risultati pubblicati in questo libro.

Presentazione

Sono particolarmente grato ai Colleghi Sica e Napoli per avermi chiesto di presentare il loro libro sul danno vascolare e sulla tromboemostasi.

L'opera si colloca nella fascia di volumi destinati agli studenti dei Corsi di Laurea Magistrale che prevedono lo studio di tali problematiche, dal momento che gli argomenti vengono affrontati dal punto di vista sia della fisiopatologia sia della patologia clinica.

L'attenzione dedicata all'evoluzione delle conoscenze acquisite nel settore, rende il volume particolarmente utile anche per gli specializzandi.

Un altro pregio dell'opera è costituito dalla trattazione degli aspetti più innovativi della terapia delle vasculopatie, che il Prof. Napoli studia da ormai quindici anni, a partire dalla sua pregressa esperienza presso laboratori statunitensi. In questa opera viene, infatti, descritta la terapia basata sulle cellule midollari autologhe la cui sperimentazione da parte del Prof. Napoli, in collaborazione con il Prof. Sica, è in corso già da due anni presso la nostra Facoltà. Sento, quindi, di poter consigliare il testo *Danno Vascolare e Tromboemostasi* a tutti gli studenti e specializzandi dell'area sanitaria, perché sono certo che i contenuti di questa opera contribuiranno ad ampliare notevolmente le loro conoscenze in un campo di enorme interesse clinico.

Napoli, 1 marzo 2007
Prof. Giovanni Delrio
Preside della Facoltà di Medicina e Chirurgia
Seconda Università degli Studi di Napoli
Napoli

Presentazione

Prefazione

La neo-proliferazione di vasi sanguigni (processo conosciuto come angiogenesi) è essenziale per lo sviluppo e la riparazione degli organi. I vasi, infatti, svolgono un ruolo cruciale per la crescita degli organi nell'embrione e per la riparazione dei tessuti danneggiati nell'adulto. Uno squilibrio nei meccanismi riparativi endogeni può contribuire alla patogenesi di alcune patologie di natura ischemica, neoplastica, infiammatoria o infettiva. In appena quindici anni l'interesse per le ricerche sull'angiogenesi è cresciuto in maniera esponenziale ed ha fornito la spinta necessaria per lo sviluppo dei primi agenti anti-angiogenetici o pro-angiogenetici clinicamente approvati. Recentemente, infatti, i primi agenti anti-angiogenetici sono stati approvati per il trattamento del cancro e delle malattie oculari. La ricerca su tematiche riguardanti l'angiogenesi terapeutica cambierà probabilmente il volto della medicina nei prossimi decenni, ed alcuni milioni di individui della popolazione mondiale beneficeranno di trattamenti pro- o anti-angiogenetici.

In questa opera, lo sforzo principale è stato quello di fornire elementi di fisiopatologia e patogenesi del danno vascolare ed alcune indicazioni di tipo clinico che concorressero a creare un quadro di insieme di queste patologie. La parte introduttiva risente della volontà di fornire una serie di informazioni embriologiche, tese a colmare le più frequenti lacune della conoscenza in questo settore. La patogenesi dei difetti dell'emostasi e della coagulazione è altrettanto approfondito per offrire un risvolto applicativo ma al tempo stesso di rigore diagnostico. La trattazione dell'ipertensione arteriosa e dei difetti del quadro lipidico sono inseriti in un contesto di fisiopatologia e metodologia clinica che vuole essere di supporto all'inquadramento terapeutico. Infine, la parte dedicata ai nuovi approcci terapeutici nelle vasculopatie comprende, oltre alla descrizione degli strumenti farmacologici, anche quella dell'utilizzo di sangue midollare autologo ad attività staminalica, che costituisce oggi un interessante risvolto curativo del danno vascolare avanzato. Il testo si propone a studenti di corsi di laurea o di specializzazione dell'area biomedica, ma è rivolto anche agli specialisti del settore che vogliano mantenere aggiornato il complesso quadro patogenetico delle malattie vascolari e delle sindromi cliniche ad esse associate.

Napoli, 6 marzo 2007   *Gli Autori*

Indice

patie periferiche – Arteriopatia diabetica – Arteriopatie a
impronta flogistica – Nuovi approcci diagnostici in patologia
clinica: la tecnologia del *microarray* – La proteomica nella
Medicina Cardiovascolare – Letture consigliate

Introduzione – Patogenesi e classificazione dell'ipertensione
arteriosa – Valutazione del paziente iperteso e stile di vita –
Agenti antipertensivi attualmente disponibili e loro razionale
scientifico – Linee guida per il trattamento terapeutico
dell'ipertensione arteriosa – Specie di ossigeno reattivo (ROS)
e stress ossidativo vascolare – Letture consigliate

Emostasi e trombosi: sviluppi nelle strategie di trattamento –
Terapia delle dislipidemie – L'angiogenesi come bersaglio del
trattamento terapeutico – Letture consigliate

CAPITOLO 1

Sviluppo dei sistemi emopoietico e vascolare

Sviluppo embrionale del sistema emopoietico

L'emopoiesi inizia nel sacco vitellino durante la terza settimana dello sviluppo. Nello stesso tempo la capacità di produrre cellule del sangue aumenta nell'embrione, nella splancnopleura, ma questo potenziale non è espresso prima del ventisettesimo giorno, quando le cellule staminali emopoietiche emergono dalla porzione ventrale dell'aorta e dell'arteria vitellina. La nascita di cellule emopoietiche nelle pareti dei vasi riflette il differenziamento di cellule endoteliali locali, che probabilmente sono derivate da progenitori mesodermici angio-emopoietici migrati dalla splancnopleura. Le cellule staminali derivate dal sacco vitellino sono limitate allo sviluppo mielo-eritroide, mentre quelle nate nell'embrione sono linfopoietiche e perciò rappresentano i primi progenitori multipotenti del sangue di tipo adulto che appaiono nell'ontogenesi, precedendo brevemente l'inizio dell'emopoiesi del fegato e permettendo la riuscita di una nuova gerarchia di tessuti che formano il sangue nello sviluppo umano. Questa catena di eventi è sostenuta dal risultato degli esperimenti eseguiti in parallelo nell'embrione dei topi e dei polli, che indicano la conservazione, in tutti i vertebrati, di una strada ancestrale di produzione di cellule sanguigne attraverso le pareti dei vasi embrionali (vedi Capitolo 6).

Nei mammiferi adulti, l'emopoiesi normalmente avviene nel midollo osseo, in cui le cellule staminali sono presenti durante tutta la vita e in cui vi è la produzione regolata di cellule linfoidi, mieloidi ed eritroidi mature. Le cellule staminali emopoietiche trovate nel midollo osseo dell'adulto si originano per replicazione e amplificazione di una porzione di cellule staminali emopoietiche (HSC = *Hematopoietic Stem Cells*) che emerge prematuramente nell'ontogenesi, quando il midollo osseo non è ancora formato.

Diversi organi sostengono la produzione di cellule del sangue durante l'embriogenesi dei vertebrati. In questi, la prima attività emopoietica è indicata dalla comparsa di isole sanguigne nel mesoderma del sacco vitellino extraembrionale.

Il sacco vitellino, che sostiene principalmente l'eritropoiesi primitiva, è sostituito in seguito dal fegato e dalla milza, quindi dal timo e dal midollo osseo, dove l'emopoiesi dopo la nascita diventa stabile. Lo sviluppo di tessuti intra-embrionali, che formano il sangue, dipende dalla colonizzazione dei loro rudimenti da parte di cellule progenitrici emopoietiche, trasportate dal sangue. Il sacco vitellino potrebbe essere l'unico fornitore di HSC, poiché nessun potenziale emopoietico può essere attribuito ad altri tessuti embrionali.

Su questa base, lo sviluppo del sistema sanguigno nei vertebrati è stato a lungo definito sistema "monofiletico", in cui da una sola cellula totipotente deriva un'unica serie di cellule emopoietiche, nel sacco vitellino. Queste cellule poi colonizzano altri organi: per primo il fegato, poi il timo, la milza, e infine il midollo osseo.

La scarsità di tessuti umani disponibili nei primi stadi embrionali hanno reso difficile lo studio del sistema emopoietico umano. Questa situazione è cambiata alla fine degli anni '80 grazie all'individuazione di una serie di marcatori per le cellule emopoietiche umane, con lo sviluppo delle colture di HSC umane a lungo termine e con l'innesto, con successo, di cellule emopoietiche dell'uomo in topi immunodeficienti. Tali tecniche hanno permesso di ottenere nuove conoscenze nello sviluppo della embriologia ematologica, inclusa l'identificazione di HSC umane in stadi precedenti e successivi al parto. L'accesso ai primi stadi di gestazione umana è diventato più facile grazie al composto antiprogestinico RU486, usato per l'interruzione di gravidanza in Francia.

Grandi contributi all'ematologia e all'immunologia dello sviluppo sono stati ottenuti creando molteplici combinazioni di tessuti mediante le "chimere" tra quaglie e polli, individuando l'inizio e la cronologia dell'insediamento di HSC nel timo, nella borsa di Fabrizio e nel midollo osseo e chiarendo il ruolo dell'epitelio timico nell'induzione della tolleranza dei propri tessuti. In questo modo si sono potuti individuare i marcatori molecolari precoci per le cellule emopoietiche nei polli, che sono stati poi usati per caratterizzare l'ontogenesi delle linee delle cellule del sangue nell'embrione normale e nelle chimere. È stato visto che negli uccelli sono le cellule staminali che emergono nell'embrione e non quelle del sacco vitellino, all'origine della emopoiesi definitiva. Conclusioni simili sono state raggiunte sull'origine delle HSC nell'embrione dei topi. La Figura 1.1 mostra la nascita delle cellule staminali emopoietiche nell'embrione umano.

Produzione extra-embrionale delle cellule emopoietiche

Nei vertebrati superiori, l'emopoiesi inizia fuori dall'embrione, nel sacco vitellino, poi avanza nel fegato fino a stabilizzarsi nel midollo osseo. Solo le cellule T sono prodotte nello stesso tessuto in stadi embrionali, fetali e dopo la nascita.

Nei vertebrati superiori, una rete di aggregati di cellule mesodermiche, all'origine sia del sistema vascolare che di quello emopoietico, si sviluppa velocemente dopo lo stato di gastrulazione nell'area extra-embrionale. Le cellule periferiche acquisiscono la morfologia e i marcatori delle cellule endoteliali, mentre quelle non circolanti contribuiscono alla formazione del lume dei primi vasi. Gruppi di cellule primitive mesodermiche, che rimangono aderenti all'endotelio vascolare neoformato – chiamate isole sanguigne – sono all'origine dell'emopoiesi extra-

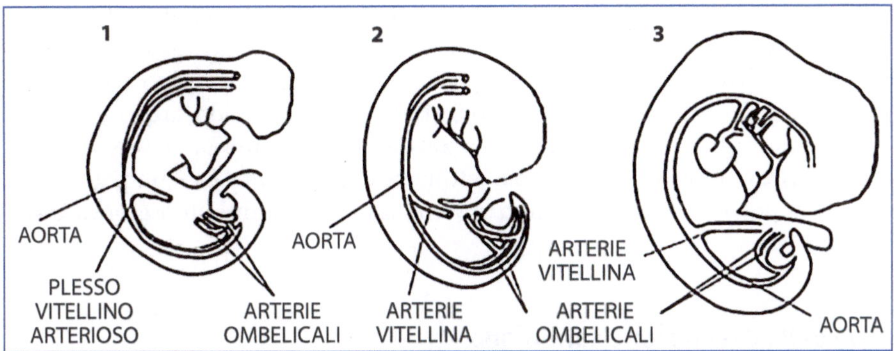

Fig. 1.1. Sequenza della nascita delle cellule staminali emopoietiche nell'embrione umano. Dal ventisettesimo giorno dello sviluppo appaiono gruppi di poche cellule staminali emopoietiche, che aderiscono all'endotelio aortico nella regione pre-ombelicale. Gruppi di 2-3 cellule sono anche spesso rilevati nella regione craniale, dove l'aorta è ancora bifida (1). Dal trentesimo giorno dello sviluppo gruppi di cellule emopoietiche aumentano di misura e sono rintracciabili alla biforcazione dell'arteria vitellina, sempre associate alla zona ventrale dell'endotelio vascolare (2). Al trentaseiesimo giorno dello sviluppo si possono contare diverse centinaia di cellule emopoietiche. Dal quarantesimo giorno dello sviluppo le cellule staminali subiscono una graduale diminuzione (3) (Modificata da: Tavian M, Péault B (2005) Embryonic development of the human hematopoietic system. Int J Dev Biol 49:243-250, con autorizzazione)

embrionale. Siccome sia le cellule endoteliali che quelle emopoietiche si sviluppano dagli stessi gruppi mesodermici, si è pensato che esistesse un precursore ancestrale comune per entrambe le linee: l'*angioblasto*, successivamente rinominato *emangioblasto*. Questo termine cadde nell'oblio fino a quando non fu provata l'esistenza di cellule staminali angioemopoietiche. Il mesoderma del sacco vitellino umano mostra aeree localizzate più dense, che rappresentano probabilmente le primordiali isole sanguigne, a circa 16 giorni dallo sviluppo. Studi istologici hanno rivelato che il sacco vitellino umano produce per la maggior parte cellule eritroidi con presenza occasionale di macrofagi e di megacariociti primitivi. Dal diciannovesimo giorno dello sviluppo la sequenza descritta nell'embrione animale si verifica anche nel sacco vitellino umano. Gruppi mesodermici di cellule primitive emopoietiche – o isole sanguigne – si sviluppano in stretta associazione con l'endotelio dei nascenti vasi sanguigni del sacco vitellino. L'espressione di una molecola di superficie chiamata CD34, sia nelle cellule emopoietiche nelle isole sanguigne che nelle adiacenti cellule endoteliali in sviluppo, dimostra che vi è realmente un precursore comune per il sangue e per le cellule endoteliali.

L'espressione della CD34 del sacco vitellino umano ricorda quella di un'altra proteina, la glicoproteina MB1 nel sacco vitellino delle quaglie. Come per la CD34 nell'uomo, la MB1 è espressa sulla superficie delle cellule endoteliali e di quelle emopoietiche durante la vita embrionale. La MB1 nel sacco vitellino è espressa prima sulle cellule endoteliali. Le cellule endoteliali del sacco vitellino sono perciò dei precursori delle cellule emopoietiche.

Il primo studio funzionale dell'emopoiesi del sacco vitellino umano ha dimostrato l'esistenza di diversi tipi di progenitori a 4 settimane e mezzo dello sviluppo che possono dare diversi cloni; il progenitore pluripotente indicato con l'acronimo CFU-GEMM, gli eritroidi precoci (BFU-E), gli eritroidi tardivi (CFU-E) e i progenitori granulo-macrofagici. La loro frequenza diminuisce rapidamente fino a sparire definitivamente dopo 6 settimane di gestazione. La scomparsa totale dell'emopoiesi del sacco vitellino avviene dopo il sessantesimo giorno dello sviluppo.

Inizio della circolazione sanguigna

Le cellule rosse del sangue prodotte nel sacco vitellino sono per la maggior parte eritrociti nucleati, che sintetizzano emoglobina embrionale. La prima ondata di produzione è conosciuta come *primitiva,* in contrapposizione alla produzione di eritrociti *definitivi,* che ha luogo successivamente nel fegato. Gli eritrociti *primitivi,* che già esprimono una molecola di superficie specifica, la *glicoforina A,* sono stati rilevati nella cavità cardiaca dopo il ventunesimo giorno. Tali osservazioni indicano che le connessioni vascolari tra il sacco vitellino e l'embrione iniziano in questo stadio, poiché nessun globulo rosso è mai stato trovato nell'embrione prima del 19° giorno di sviluppo.

Colonizzazione di tessuti embrionali emopoietici

L'inizio della circolazione, che avviene in concomitanza con l'inizio del battito cardiaco, permette alle cellule del sangue derivate dal sacco vitellino di entrare nei tessuti embrionali. Il primo organo ad essere colonizzato è il fegato, che rimane il principale tessuto che forma il sangue nell'embrione prima dell'inizio dell'emopoiesi del midollo.

Il fegato si sviluppa da un diverticolo endodermale dell'intestino anteriore, a livello duodenale, che migra e penetra nel *septum trasversum* mesodermico. Questi due tessuti contribuiscono rispettivamente alle corde epatiche parenchimali e ai sinusoidi vascolari. Nell'embrione umano la piastra epatica è stata identificata come un ispessimento endodermico all'estremità rostrale intestinale, caudale rispetto al cuore a circa 22 giorni di gestazione. L'affermazione che il rudimento del fegato embrionale umano non è capace di produrre cellule progenitrici del sangue, come nei topi, ma riceve cellule emopoietiche di origine fetale, che in seguito proliferano e si differenziano, fu dimostrata nel 1979.

La transizione dell'emopoiesi dal sacco vitellino al fegato è stata studiata analizzando il programma di sintesi dell'emoglobina e attraverso studi cronogenici *in vitro.* Il cambiamento da emoglobina embrionale a fetale, che avviene nel fegato, riflette il passaggio da eritrociti primitivi nucleati (megaloblasti) a eritrociti enucleati (macrociti). I megaloblasti sono presenti nei primi rudimenti epatici dalla quarta settimana alla quinta settimana con un calo rapido nel numero, per essere rimpiazzati da macrociti. Questo fenomeno può impiegare un modello monoclonale, dove un singolo gruppo di cellule staminali potrebbe dar vita alla eritropoiesi primitiva del sacco vitellino, poi migra nel fegato per generare la linea eritroblastica definitiva. Tale conclusione è stata suggerita anche da analisi *in vitro* di "cellule formanti colonie" (CFC = *Colony-Forming Cells*) identificate nel sacco vitellino, nel fegato e nelle colture di cellule prelevate dal sangue circolante. Nella quinta settimana, il gruppo BFU-E del sacco vitellino si riduce, ed i progenitori diventano rapidamente visibili nel flusso sanguigno e nel parenchima del fegato. Alla fine del primo trimestre la maggior parte dei progenitori CFU-GEMM e CFC con un alto potenziale di proliferazione (HPP-CFC = *High-Proliferative Potential Colony-Forming Cells*) sono identificati nel fegato. Vi è anche la presenza di cellule emopoietiche all'interno dei rudimenti epatici durante i primi stadi dello sviluppo. Al ventitreesimo giorno, vi sono poche cellule eritro-mieloidi CD34, nella sinusoide epatica in via di sviluppo. Ciò significa che una prima colonizzazione epatica (precedentemente non sospettata) avviene in questo stadio.

I primi progenitori emopoietici CD34 potrebbero essere riconosciuti nel fegato solo dal trentesimo giorno, lo stadio nel quale si pensa che vi sia una seconda colonizzazione epatica. È soltanto dopo il trentaduesimo giorno dello sviluppo che il fegato contiene precursori primitivi capaci di stabilire emopoiesi *in vitro* a lungo termine.

Il midollo osseo, il principale tessuto emopoietico nel mammifero adulto, è anche l'ultimo che si sviluppa nell'ontogenesi, quando l'emopoiesi è già finita nel sacco vitellino e procede nel fegato per poi svilupparsi nel timo. L'emopoiesi midollare, studiata con metodi immuno-istochimici, inizia durante l'undicesima settimana dello sviluppo in strutture mesodermiche specializzate – o *primary logettes* – costituite da una rete libera di cellule mesenchimali sorrette da un denso materiale fibrillare e che circondano un'arteria centrale.

Le prime cellule del sangue che si differenziano nel midollo osseo sono le cellule mieloidi, che esprimono sulla superficie un epitomo antigenico riconosciuto da anticorpi anti CD15+, subito seguite da eritrociti glicoforina A+. Stranamente questo processo non è preceduto dalla presenza di precursori emopoietici CD34+. Le *primary logettes*, dove l'emopoiesi si manifesta anche attraverso la formazione di trabecole cartilaginee ossificanti, costituiscono una superficie su cui giacciono gli osteoblasti del midollo osseo. Ciò è rilevante in quanto gli osteoblasti rappresentano dei componenti chiave dell'emopoiesi dello stroma del midollo osseo, e possono partecipare alle terapie basate su cellule staminali emopoietiche.

Sviluppo dell'arteriogenesi a livello embrionale

Nell'endotelio ventrale delle arterie embrionali umane si è osservato la presenza di cellule emopoietiche densamente raggruppate, che aderiscono fermamente ad esso. Questi elementi sono inizialmente individuati (nel 27° giorno dello sviluppo) come piccoli gruppi di 2-3 cellule nella sezione rostrale dell'aorta, ma poi rapidamente proliferano per costituire, al trentacinquesimo giorno, gruppi di diverse centinaia di cellule, che si estendono verso la regione ombelicale dell'aorta e dell'arteria vitellina, per sparire definitivamente dopo il quarantesimo giorno di gestazione.

Le colorazioni immunoistochimiche e le ibridazioni su sezioni embrionali hanno rivelato la loro natura. Queste cellule aderenti all'endotelio mostrano un fenotipo di superficie, che caratterizza i primi epitomi presenti su tali cellule (CD45, CD34, CD31, CD43, CD44, CD164, ma possono essere CD38-). Essi esprimono anche altre proteine e fattori di trascrizione (GATA-2, GATA-3, c-myb, SCL/tal, c-kit) che regolano i primi stadi dello sviluppo delle cellule sanguigne.

L'emergere di queste cellule nei tronchi arteriosi è stato anche correlato all'apparire di progenitori emopoietici funzionali in quel territorio.

Da tessuti preombelicali dissezionati da embrioni umani a 5 settimane si possono ottenere colture di cellule emopoietiche a lungo termine e produrre una quantità circa 8 volte maggiore di progenitori clonogenici dei rudimenti del fegato durante la stessa fase di sviluppo.

Questi risultati confermano l'esistenza di un gruppo di cellule staminali emopoietiche, non identificato precedentemente, associate all'endotelio vascolare nelle arterie embrionali umane, che potrebbero essere omologhe a quelle presenti nell'aorta embrionale dei polli e all'interno della regione mesonefro-gonade e aorta embrionale dei topi. La Figura 1.2 riepiloga la cronologia dello sviluppo nell'uomo di cellule staminali emopoietiche.

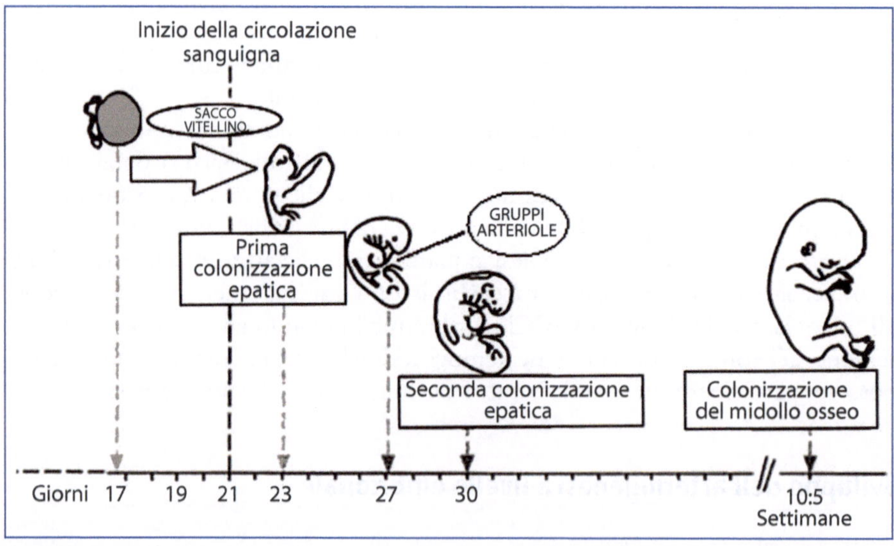

Fig. 1.2. Cronologia dello sviluppo di cellule staminali emopoietiche nello sviluppo dell'embrione umano (Modificata da: Tavian M, Péault B (2005) Embryonic development of the human hematopoietic system. Int J Dev Biol 49:243-250, con autorizzazione)

La dimostrazione che esiste una generazione indipendente di precursori emopoietici nell'embrione umano e il paragone del loro potenziale staminale con quello delle cellule fetali è stata ottenuta, mediante particolari tecniche (coltura tridimensionale, vedi in seguito) di espianti embrionali isolati, che permettono allo sviluppo dell'organo di procedere in assenza del resto dell'embrione. Cellule potenzialmente emopoietiche sono presenti nell'embrione umano e nel sacco vitellino prima e dopo il ventunesimo giorno dello sviluppo, giorno che segna l'inizio della circolazione sanguigna. La splancnopleura, la splancnopleura paraortica e l'aorta stessa possono essere isolate e mantenute in coltura d'organo per 2-4 giorni, e successivamente si analizza *in vitro* il potenziale emopoietico. Dal ventisettesimo al quarantesimo giorno di gestazione, l'aorta è capace di stabilire colture cellulari emopoietiche. La stessa cosa è stata osservata nelle colture contenenti splancnopleura al diciannovesimo giorno, quando l'aorta non si è ancora sviluppata. Ciò significa che tre giorni prima dell'inizio della circolazione sanguigna e una settimana prima della presenza di gruppi di cellule emopoietiche nell'aorta, la splancnopleura contiene cellule che sono già "istruite" verso l'emopoiesi e che, durante lo sviluppo umano, i progenitori emopoietici non solo emergono nel sacco vitellino, ma anche dal mesoderma della splancnopleura.

Si è cercato di paragonare le cellule emopoietiche derivate da questo sito con quelle originate nel sacco vitellino, ed è stata osservata una differenza radicale tra i precursori derivati da compartimenti extra- rispetto agli intraembrionali. Sia quelle del sacco vitellino che dell'embrione hanno prodotto le cellule mieloidi e NK, ma solo cellule embrionali ematopoietiche di natura intra-embrionale originano cellule T e B. La conclusione è che nella prima ontogenesi si hanno due ondate di HSC. Le prime sono multipotenti, mielo-linfoidi e sono generate nella splancnopleura e, quindi, presenti nelle arterie, hanno origine nell'embrione e non nel sacco vitellino extra-embrionale, e sono responsabili della seconda colonizzazione epatica e della emopoiesi umana definitiva.

Il mesonefro gonade-aorta (AGM) è la regione dell'embrione che comprende l'aorta, le creste genitali e il mesonefro. L'aorta deriva dalla splancnopleura, mentre gli altri due rudimenti originano nel mesoderma parassiale, tra i somiti e le cavità celomatiche. L'AGM umano è stato suddiviso nelle tre parti che lo costituiscono, che sono state analizzate separatamente in coltura. Soltanto l'aorta è dotata di capacità emopoietica. I rudimenti del rene e della gonade sono privi di ogni potenziale emopoietico.

Relazione familiare tra cellule emopoietiche ed endoteliali

Il mesoderma fetale appare differenziarsi contemporaneamente nelle strutture vascolari e in quelle emopoietiche. Tuttavia le prime cellule del sangue riconoscibili – sia per la loro morfologia che per i marcatori molecolari – sono sempre organizzate in gruppi nel sacco vitellino, e aderiscono strettamente a cellule endoteliali in sviluppo o appena formate. Ancora più chiaramente che nel sacco vitellino, i gruppi intra-embrionali di cellule staminali emopoietiche emergono sempre in stretta associazione fisica con l'endotelio differenziato ventrale dei vasi sanguigni. Queste osservazioni pongono le basi per l'ipotesi che le cellule endoteliali stesse siano all'origine delle cellule del sangue embrionale. Ciò impliche-rebbe un ridifferenziamento di uno strato già organizzato di cellule endoteliali, un evento che è stato definito all'origine dell'emopoiesi intraembrionale negli uccelli e nei topi.

Per controllare questa possibilità, si sono separate mediante citometria a flus-so cellule endoteliali vascolari da tutti i tessuti fetali ed embrionali emopoietici. Con l'eccezione di CD45, la maggior parte delle proteine specifiche marcatrici espresse sulle cellule emopoietiche (CD31, CD34, KDr/flk-1) sono presenti anche su cellule endoteliali durante queste prime fasi. Cellule CD34+, ma CD45- endo-teliali e prive di cellule emopoietiche contaminanti CD45+, non danno vita a colonie di cellule del sangue nei tessuti fetali ed embrionali emopoietici.

La frequenza di cellule endoteliali ematogene è stata correlata all'attività emo-poietica del tessuto in cui si trovano. Nel sacco vitellino, dove l'emopoiesi inizia intorno al 16° giorno dello sviluppo, la frequenza di cellule endoteliali emopoieti-che è più alta al 19° giorno, poi diminuisce rapidamente e parallelamente al decli-no dell'emopoiesi vitellina. Nell'intero embrione, la frequenza di cellule endotelia-li dotate di capacità emopoietica è circa 1/100 al 27° giorno, quando le staminali emopoietiche emergono dalla superficie dell'aorta. Nessuna attività emopoietica e stata rilevata in colture di cellule endoteliali, selezionate dalla regione AGM, dopo il 40° giorno, quando le staminali emopoietiche non sono più presenti nell'aorta. Le cellule endoteliali pre-esistenti nel sacco vitellino umano e nell'arterie intra-embrionali dell'uomo si dividono e si differenziano localmente nelle cellule del sangue progenitrici all'origine dell'emopoiesi primitiva e definitiva.

Le cellule staminali multipotenti emopoietiche emergono nelle arterie embrio-nali umane, in maniera autonoma dall'emopoiesi del sacco vitellino, a partire da cellule endoteliali vascolari. L'emogenicità appare essere acquisita in un secondo tempo mediante cellule endoteliali dell'aorta.

Letture consigliate

Baum CM, Weissman IL, Tsukamoto AS et al (1992) Isolation of a candidate human hemopoietic stem-cell population. Proc Natl Acad Sci USA 89:2804-2808

Blazsek I, Chagraoui J, Peault B (2000) Ontogenic emergence of the hematon, morphoge-netic stromal unit that supports multipotential hemopoietic progenitors in mouse bone marrow. Blood 96:3763-3771

Bloom W, Bartelmez GW (1940) Hemopoiesis in young human embryos. Am J Anat 67:21-53

Charbord P, Tavian M, Humeau L, Peault B (1996) Early ontogeny of the human marrow from long bones: an immunohistochemical study of hemopoiesis and its microenvi-ronment. Blood 87:4109-4119

Choi K, Kennedy M, Kazarov A et al (1998) A common precursor for hematopoietic and endothelial cells. Development 125:725-732

Cortes F, Debacker C, Peault B, Labastie MC (1999) Differential expression of KDR/ VEGFR-2 and CD34 during mesoderm development of the early human embryo. Mech Dev 83:161-164

Cumano A, Dieterlen-Lievre F, Godin I (1996) Lymphoid potential, probed before circulation in mouse, is restricted to caudal intraembryonic spanchnopleura. Cell 86:907-916

Dieterlen-Lievre F (1975) On the origin of hematopoietic stem cells in the avian embryo: an experimental approach. J Embryol Exp Morphol 33:607-619

Eaves C, Fraser C, Udomsakdi C (1992) Manipulation of the hematopoietic stem cell in vitro. Leukemia (6 Suppl 1):27-30

Ny A, Koch M, Schneider M et al (2005) A genetic Xenopus laevis tadpole model to study lymphangiogenesis. Nat Med 11:998-1004

Ostman A (2004) PDGF receptors-mediators of autocrine tumor growth and regulators of tumor vasculature and stroma. Cytokine Growth Factor Rev 15:275-286

Tavian M, Péault B (2005) Embryonic development of the human hematopoietic system. Int J Dev Biol 49:243-250

CAPITOLO 2

Espansione ex vivo di cellule emopoietiche

Introduzione

Il grande interesse e le potenzialità terapeutiche delle cellule staminali emopoietiche ha visto proliferare un numero impressionante di tecniche tese al loro isolamento ed alla loro espansione, ciò al fine di coltivare le cellule HSC in condizioni sperimentali che, in qualche maniera, riproducono quello che succede nella realtà delle trabecole ossee, difficilmente riproducibili in una piastra da colture Petri. Le cellule stromali del midollo osseo promuovono e regolano il proprio rinnovamento, il proprio programma, il proprio differenziamento, e la proliferazione di cellule staminali e progenitrici mediante *citochine* e matrici extracellulari secrete nel micro-ambiente emopoietico. L'emopoiesi mediata dello stroma è stata studiata *in vitro* usando il sistema di cultura Dexter che è limitato ad una linea di *granulociti*, per cui le cellule primarie non possono espandersi (vedi paragrafo successivo). L'aggiunta di *citochine* in grande quantità alla cultura di cellule emopoietiche permette la loro espansione, ma questo è un procedimento costoso e induce differenziazioni differentemente da quanto può avvenire in vivo. Per risolvere il problema dell'uso di cellule stromali esogene, sono stati introdotti nuovi sistemi di coltura, come ad esempio quello nel quale le cellule stromali aderiscono alla superficie inferiore di una membrana porosa e le cellule emopoietiche sono incubate sulla superficie superiore della membrana, in modo da imitare il contatto fra le cellule stromali e quelle emopoietiche.

In vivo, nel midollo osseo, sono stati individuati vari tipi di coltura che potremmo definire simili a quelli che si ottengono nelle colture tridimensionali (3-D, vedi più avanti) di cellule emopoietiche, che permettono l'espansione di progenitori senza l'aggiunta di *citochine*.

Sistema di coltura Dexter

L'emopoiesi stroma-mediata è stata studiata *in vitro*, usando il sistema Dexter in fiasche di colture tessutali. In questo sistema, le cellule stromali formano uno strato aderente sul quale le cellule HSC aderiscono debolmente. Le cellule stromali sostengono l'emopoiesi *in vitro* in presenza di idrocortisone e siero di cavallo. Questo contatto fra le cellule stromali ed HSC è stato considerato essenziale anche per *l'emopoiesi in vitro*, sebbene l'emopoiesi nel sistema colturale Dexter sia limitata quasi esclusivamente alla linea dei granulociti. Inoltre, un sistema di coltura Dexter bidimensionale potrebbe non espandere cellule HSC e cellule progenitrici senza *citochine* in grande quantità.

Sistema di coltura con aggiunta di citochina

Ci sono stati molti studi sugli effetti che si ottengono dall'aggiunta di *citochine* sull'espansione *in vivo* di cellule HSC e cellule progenitrici. Il fattore di crescita di cellula staminale (SCF, *Stem Cell Factor*), la *trombopoietina* (TPO, *Thrombopoietin*), *f-kit ligando* (FL, *F-Kit Ligand*), *interleuchine* (IL, *Interleukins*) 1, 11 e 6, e il recettore solubile IL-6 sono *citochine* tipiche usate per l'espansione. In ogni caso, l'espansione massima delle cellule HSC si ha dopo 2 o 3 settimane di coltura e diminuisce da quel momento in poi. Nostri dati suggeriscono che il grosso degli eventi differenziati e, quindi, snaturanti le HSC, avverebbe entro 2-3 giorni. L'aggiunta combinata di SCF, IL-6 FL e TPO aumenta la concentrazione di cellule progenitrici e di cellule in coltura a lungo termine (IC-LTC, *Initiating Long-Term-Culture Cells*) in modo esponenziale in 10 settimane.

La concentrazione richiesta (ng/ml) di *citochine* per l'espansione è stata molto più alta che quella del midollo osseo (pg/ml).

Le cellule stromali di midollo osseo promuovono e regolano il rinnovamento di HSC, il differenziamento e la proliferazione. Vari tipi di cellule stromali, come i fibroblasti e gli adipociti, sono stati trovati nel midollo osseo e nel sistema di coltura Dexter; questo può rendere il controllo del processo di coltura emopoietico complicato e difficile. Recentemente, alcune linee cellulari stromali sono state stabilizzate dal sistema Dexter coltivando linee di cellule murine di midollo osseo.

Sistema di coltura di cellule stromali ed emopoietiche separate da membrane

Diverse linee di cellule emopoietiche sono state sviluppate dalla coltura cellulare di midollo osseo murino. L'utilizzo di queste linee di cellule stromali coltivate insieme (co-coltura) con cellule HSC costituisce un sistema *esogeno*. È stato proposto un nuovo sistema di co-colture con membrane separate, nel quale le cellule stromali aderiscono sulla superficie inferiore di una membrana porosa e le cellule emopoietiche sono incubate sulla superficie superiore della membrana. Questa co-coltura può impedire la contaminazione di cellule emopoietiche umane con cellule stromali *xenogeniche*.

Ci sono due tipi di comunicazione mediata da *citochine* fra cellule stromali ed HSC, cioè *juxtacrino e paracrino*. Il tipo juxtacrino procede attraverso il contatto diretto di tutti e due i tipi di cellule mediato da *citochine* legate alle cellule.

La comunicazione paracrina è mediata da *citochine* solubili, prodotte da tutti e due i tipi cellulari. Alcuni fattori solubili, prodotti da cellule emopoietiche CD34+

stimolano di cinque volte la produzione di IL-6 e G-CSF attraverso le cellule stromali, dimostrando che fattori solubili, prodotti da un unico tipo di cellule, possono diffondere nel mezzo e funzionano su un altro tipo di cellule.

Sistema di coltura tridimensionale (3-D)

Il contatto fra cellule stromali ed HSC nel sistema di coltura di Dexter è bidimensionale, mentre il loro contatto *in vivo* nel midollo osseo è in una configurazione tridimensionale. Questo può spiegare l'emopoiesi anomala nel sistema di coltura di Dexter. Recentemente, si è riusciti a coltivare cellule HSC usando un ambiente 3-D utilizzando una matrice extracellulare.

In questo modo si è ottenuto: 1) che le cellule di midollo osseo nel sistema di coltura crescano in una configurazione 3-D, simile a quelle *in vivo*, 2) che la produzione cellulare dal sistema di coltura a 37 ℃ sia quasi la stessa che a 33 ℃, e 3) che nell'assenza di fattori di crescita esogeni, a parte quelli nel siero, il sistema di coltura produca cellule linfoidi e tutti gli altri tipi di cellule programmate (per esempio, *eritrociti, granulociti, macrofagi, megacariociti*). Questo sistema di coltura fornisce un microambiente che può essere usato come un modello alternativo per lo studio dell'emopoiesi.

Letture consigliate

Banu N, Rosenzweig M, Kim H et al (2001) Cytokine-augmented culture of haematopoietic progenitor cells in a novel three-dimensional cell growth matrix. Cytokine 13:349-358

Charbord P, Newton I, Voillat L et al (1996) The purification of CD34 cells from human cord blood; comparison of separation techniques and cytochine requirements for optimal growth of clonogenic progenitors. Br J Haematol 94:449-454

de Bruijn MF, Ma X, Robin C et al (2002) Hematopoietic stem cells localize to the endothelial cell layer in the midgestation mouse aorta. Immunity 16:673-683

Dexter TM, Moore MA, Sheridan AP (1977) Maintenance of hemopoietic stem cells and production of differentiated progeny in allogeneic and semiallogeneic bone marrow chimeras in vitro. J Exp Med 145:1612-1616

Emerson SG (1996) Ex vivo expansion of hematopoietic precursors, progenitors, and stem cells: the next generation of cellular therapeutics. Blood 87:3082-3088

Lemoine FM, Dedhar S, Lima GS, Eavest J (1990) Transformation-associated alterations in interactions between pre-B cells and fibronectin. Blood 76:2311-2320

Sasaki T, Takagi M, Soma T, Yoshida T (2002) 3D culture of murine hematopoietic cells with spatial development of stromal cells in nowoven fabrics. Cytotherapy 4:285-291

Takagi M, Kubomura D, Yoshida T (1999) Effect of temperature on cell population balance in Dexter's culture of murine bone marrow hematopoietic cells with stromal cells. J Biosci Bioeng 88:200-204

Wang TY, Wu JH (1992) A continuous perfusion bioreactor for long-term bone marrow culture. Ann N Y Acad Sci 665:274-284

Yoneyama Y, Ku H, Stewart D et al (1997) In vitro expansion of hemopoietic and maintenance of stem cells. Blood 89:1915-1921

Zipori D (1981) Condition required for the inhibition of in vitro growth of a mouse myeloma cell line by adherent bone-marrow cells. Cell Tissue Kinet 14:479-488

CAPITOLO 3

Fisiopatologia dell'angiogenesi

Elementi essenziali di angiogenesi sono importanti per la successiva comprensione della funzione vascolare e delle sue patologie. L'aumento dei vasi sanguigni (processo conosciuto come angiogenesi) è essenziale per la riparazione e per la crescita dell'organo perfuso. Uno squilibrio in questo processo contribuisce a molti disordini immunologici, ischemici, neoplastici, infiammatori ed infettivi. Recentemente, i primi agenti anti-angiogenetici sono stati approvati per la cura del cancro e di alcune patologie retiniche. La ricerca sull'angiogenesi cambierà probabilmente il volto della medicina nelle prossime decadi, con centinaia di milioni di persone che beneficeranno di trattamenti terapeutici pro- o anti-angiogenetici.

I vasi sanguigni si sviluppano durante l'evoluzione per trasportare l'ossigeno agli organi distanti. Questi vasi sono cruciali per la crescita degli organi nell'embrione e per la riparazione del tessuto danneggiato nell'adulto.

Qui, analizzeremo alcuni meccanismi chiave dell'angiogenesi e le basi fisiopatologiche per comprendere le nuove strategie che interessano questo processo e per minimizzare gli eventuali effetti avversi di questi trattamenti.

In animali primitivi, quali il verme *Caenorhabditis elegans* e il moscerino della frutta *Drosophila melanogaster*, l'ossigeno è capace di diffondersi per tutto il corpo a tutte le cellule. In altre specie, più evolute e di dimensioni maggiori, una rete vascolare distribuisce l'ossigeno nel sangue alle cellule distanti. Galeno affermava che il sangue non circola ma si rigenera localmente nel corpo quando terminano le sue scorte. William Harvey scoprì che il cuore pompa il sangue nel corpo attraverso le arterie e che le vene riportano il sangue al cuore. Dopo alcune decadi nel 1661, Marcello Malphighi identificò i capillari come i più piccoli vasi che chiudono il ciclo della circolazione tra le arterie e le vene.

Nello stesso tempo, Caspar Aselius scoprì un altro tipo di vaso, quello linfatico. Per la pressione del sangue, il plasma sanguigno attraversa continuamente i capillari, e i vasi linfatici riportano questo fluido alla circolazione sanguigna.

Nell'embrione, i vasi sanguigni provvedono alla crescita degli organi con l'ossigeno necessario per lo sviluppo. A parte la loro funzione nutritiva, i vasi forniscono anche i segnali per promuovere la morfogenesi dell'organo. I vasi sanguigni originano dai precursori endoteliali, i quali condividono le potenzialità dei progenitori HSC. Il collegamento tra il sangue e il sistema vascolare rimane importante per l'angiogenesi nel corso della vita, specialmente in caso di patologie cardiovascolari. Questi progenitori si organizzano in un labirinto primitivo di piccoli capillari – un processo conosciuto come vasculogenesi. Già al primo stadio i capillari hanno caratteristiche di vasi venosi e arteriosi, indicando che la determinazione vaso-specifico cellulare è geneticamente programmata e non solo determinata dalla forza emodinamica.

Durante la fase dell'angiogenesi, il plesso vascolare si espande progressivamente attraverso la crescita dei vasi e si forma una rete vascolare altamente organizzata di grandi vasi che si ramificano in vasi più piccoli. I canali emergenti di cellule endoteliali sono coperti da periciti e da cellule muscolari lisce, un processo chiamato arteriogenesi. Il sistema linfatico si sviluppa in modo differente.

Negli ultimi 20 anni, studi genetici sui topi e sui pesci zebra hanno fornito alcuni chiarimenti sui meccanismi che regolano la crescita dei vasi arteriosi e di quelli venosi nell'embrione. I membri della famiglia del gene Notch guidano il programma genico arterioso, mentre il recettore COUP-TFII regola quello venoso. Il gene *Prox-1*, per contro, è un regolatore principale del programma linfatico. Il VEGF (*Vascular Endothelial Growth Factor*) e il suo omologo VEGF-C sono regolatori chiave della diffusione delle cellule endoteliali vascolari e linfatiche, rispettivamente, mentre il fattore di crescita derivato dalle piastrine (PDGF, *Platelet-Derived Growth Factor*) e l'Angiopoietina-1 reclutano cellule murali intorno ai canali endoteliali. La formazione di vasi, come si comprende, è un processo complesso, che richiede un equilibrio tra i numerosi segnali inibitori e stimolatori, come le integrine, l'angiopoietina, le citochine, le molecole giunzionali, i sensori di ossigeno, gli inibitori endogeni e molti altri. Un interessante sviluppo è la scoperta di collegamenti tra i vasi e i nervi, e in particolare i segnali di guida dell'assone come le efrine, le semaforine, le netrine e gli sliti, che permettono ai vasi di raggiungere i loro bersagli e di controllare la loro morfogenesi. I segnali angiogenici guidano anche gli assoni ed influenzano i neuroni in situazioni fisiopatologiche di stress.

Dopo la nascita, l'angiogenesi ancora contribuisce alla crescita degli organi ma, durante la maturità, la maggior parte dei vasi rimane quiescente e l'angiogenesi avviene soltanto nel ciclo ovarico e nella placenta durante la gravidanza. Le cellule HSC conservano la loro notevole abilità di dividersi rapidamente in risposta a stimoli fisiologici, quali l'ipossia per i vasi sanguigni e l'infiammazione per i vasi linfatici, così come la linfoangiogenesi è riattivata durante la riparazione delle ferite.

Ma in molte patologie questo stimolo diventa eccessivo, e l'equilibrio di stimolatori e di inibitori si incrina, risultando in un innesco di (linfo) angiogenesi. Le condizioni più conosciute, nelle quali l'angiogenesi è messa in moto, sono i tumori, alcune patologie oculari e nei processi infiammatori, ma sono influenzate anche molte altre patologie: l'obesità, l'aterosclerosi, l'asma, il diabete, la cirrosi, la sclerosi multipla, l'endometriosi, l'AIDS, le infezioni batteriche e le malattie autoimmuni.

In altri casi, come nella malattia coronarica ischemica o la preeclampsia, l'inizio angiogenico è insufficiente, causando la disfunzione delle cellule endoteliali, la regressione o la malformazione dei vasi, prevenendo la rivascolarizzazione e la rigenerazione.

Il VEGF è anche trofico per le cellule nervose, le cellule epiteliali dei polmoni e le fibre del muscolo cardiaco, spiegando il motivo per il quale livelli insufficienti di VEGF contribuiscono alla neurodegenerazione.

L'angiogenesi è stata implicata in più di 70 patologie e la lista è in continua crescita. Alcune molecole come PGF-1 (*Placental Growth Factor 1*, simile al VEGF) hanno un ruolo nell'angiogenesi negli organi affetti da certe malattie senza influenzare i vasi quiescenti in quelli sani.

Le nozioni fornite in questo capitolo servono a poter meglio tracciare l'emopoiesi dallo sviluppo embriologico all'adulto e l'angiogenesi che, attraverso l'arteriogenesi, determina la formazione dei vasi sanguigni. Ciò al fine di comprendere meglio il razionale scientifico della trombosi e del danno vascolare che progressivamente porta all'aterosclerosi.

Per il ruolo predominante di VEGF nell'angiogenesi, l'inibizione terapeutica di VEGF è necessaria, ma insufficiente ad arrestare in modo permanente questi processi (vedi Capitolo 7).

Letture consigliate

Carmeliet P, Tessier-Lavigne M (2005) Common mechanisms of nerve and blood vessel wiring. Nature 436:193-200
Carmeliet P (2003) Angiogenesis in health and disease. Nat Med 9:653-660
Jain RK (2005) Normalization of tumor vasculature: an emerging concept in antiangiogenic therapy. Science 307:58-62
Kerbel RS, Kamen BA (2004) The anti-angiogenic basis of metronomic chemoteraphy. Nat Rev Cancer 4:423-436
Lambrechts D, Storkebaum E, Carmeliet P (2004) VEGF: necessary to prevent motoneuron degeneration, sufficient to treat ALS? Trends Mol Med 10:275-282
Luttun A, Autiero M, Tjwa M, Carmeliet P (2004) Genetic dissection of tumor angiogenesis: are PlGF and VEGFR-1 novel anti-cancer targets? Biochim Biophys Acta 1654:79-94
Simons M (2005) Angiogenesis: where do we stand now? Circulation 111:1556-1566

Capitolo 4

Fisiopatologia dell'emostasi

Introduzione

L'emostasi è una risposta fisiologica che previene l'emorragia dopo una lesione. La trombosi è una emostasi patologica che avviene in un tempo ed in una localizzazione anormali, e può avere come risultato un'elevata morbilità e mortalità. La formazione del trombo in queste condizioni anomale può condurre ad una lesione ischemica, che è il risultato del flusso diminuito di sangue all'organo bersaglio, oppure il trombo può staccarsi e divenire un embolo. Una trombosi arteriosa può indurre un infarto nel territorio coronarico miocardico, una perdita di un arto se in territorio perono-popliteo, un ictus (ischemico) se avviene in un'arteria cerebrale. La trombosi venosa invece si presenta spesso come trombosi venosa profonda e determina di frequente embolie polmonari. Vi sono poi anomalie congenite dell'emostasi che pongono i pazienti affetti ad un elevato rischio di trombosi. Queste anomalie sono riferite comunemente come stati di ipercoagulazione primaria o trombofiliasi. I clinici hanno già riconosciuto da tempo la predisposizione ad un aumentato rischio trombotico in alcune condizioni patologiche come le malattie oncologiche, interventi chirurgici, traumi. Questi sono riferiti come stati d'ipercoagulazione secondari (Fig. 4.1).

Cenni storici

Nel 1905 Morawitz teorizzò che quattro fattori erano responsabili per l'emostasi del sangue. Questi fattori includevano la protrombina, gli ioni calcio, il fibrinogeno e la tromboplastina. La sua teoria sull'emostasi, conosciuta anche come *la teoria classica della coagulazione*, o ciò che noi definiamo come *pathway* estrinseco, è rimasto il concetto principale dell'emostasi per la maggior parte di questo secolo. Nel 1964 MacFarlane, Davies e Ratnoff proposero l'ipotesi della cascata, in modo indipendente l'uno dall'altro. Quest'idea, riferita come *pathway* intrinseco, considera l'emostasi come una serie di reazioni proteolitiche che si verificano in successione, vale a dire che si innesca la prima reazione con l'attivazione del primo enzima che agisce attivando quello che viene dopo, ecc. Un ruolo principale è stato identificato nel fattore XI ed è stato chiarito il ruolo del fattore tissutale inibitore del *pathway* (TFPI, *Tissue Factor Pathway Inhibitor*).

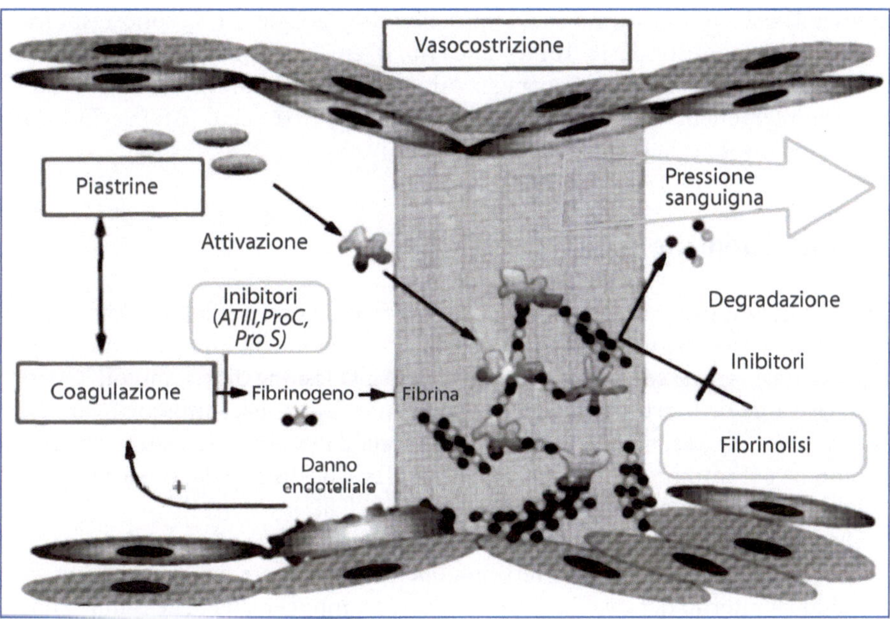

Fig. 4.1. L'emostasi è una normale risposta fisiologica dopo un danno vascolare. L'emostasi consiste in una risposta primaria (vasocostrizione, funzione endoteliale e attivazione delle piastrine) e da una risposta secondaria (coagulazione con formazione di fibrina). Queste risposte sono equilibrate da fattori che hanno effetto anticoagulante (antitrombina III, proteina C e S) e da quelli che operano per degradare il trombo (fibrinolisi) (Modificata da: Bartholomew JR, Kottke-Marchant K (1996) Hemostasis and thrombosis. In: Young GR, Olin GW, Bartholomew JR (eds) Peripheral vascular diseases. 2nd Ed. Mosby, pp 89-107, con autorizzazione)

Normalmente quando vi è una lesione e il processo di coagulazione è iniziato è molto importante che l'emostasi sia limitata ai siti della lesione dei vasi sanguigni, quindi sono necessari anche meccanismi di controllo, senza i quali la formazione della trombina si avrebbe in tutto il circolo senza alcun ostacolo, con una conseguente trombosi massiva. Morawitz comprese questo concetto ed usò il termine di "attività antitrombinica progressiva" per descrivere la capacità del plasma umano di neutralizzare la trombina una volta che aveva esercitato la sua funzione.

Quest'attività di neutralizzazione della trombina era dovuta ad una proteina che fu chiamata antitrombina III (ATIII). Nel caso vi sia un'insufficienza di ATIII si può avere una trombosi massiva. In seguito sono stati identificati tanti altri anticoagulanti naturali come la proteina C, originariamente chiamata *antiprotrombina II*. Sono stati descritti casi di pazienti con una ricorrente tromboflebite dovuta a insufficienza di proteina C e una forma di resistenza a tale proteina.

Il sistema emostatico mantiene quindi un equilibrio fra trombosi ed emorragia. L'emostasi è perciò un meccanismo molto complesso che coinvolge i vasi sanguigni, le piastrine, le proteine della coagulazione ma anche gli anticoagulanti naturali e gli inibitori delle piastrine. I vasi sanguigni e le piastrine sono responsabili dell'emostasi primaria, le proteine della coagulazione sono responsabili dell'emostasi secondaria. Tutte e due i tipi di emostasi, quella primaria e quella secondaria, ostacolano l'emorragia. Al contrario, per prevenire la trombosi massiva intervengono gli inibitori anticoagulanti piastrinici; il sistema fibrinolitico regola invece la suscettibilità alla trombosi.

L'emostasi primaria

I vasi sanguigni partecipano all'emostasi primaria attraverso due meccanismi: la costrizione e la funzione endoteliale. La vasocostrizione ha un ruolo immediato nell'emostasi (anche se temporaneo) associato alla lesione di vasi piccoli. Questo è più rilevante nelle arterie che nelle vene a causa della tonaca muscolare arteriosa più spessa. La costrizione dei vasi è innescata da sostanze vasoattive, come la serotonina e il trombossano A_2, secrete dalle piastrine durante la loro attivazione, o come l'endotelina prodotta dalle cellule endoteliali.

Queste partecipano attivamente alla normale resistenza alla trombosi e sono considerate il fattore principale responsabile nel mantenere il sangue in uno stato fluido all'interno dei vasi. Le proprietà anti-trombogeniche delle cellule endoteliali sono mantenute:
1) dalla produzione di prostaciclina, un agente antipiastrinico potente;
2) dal legame tra l'anticoagulante ATIII ai gruppi di solfati eparanici sulla superficie endoteliale;
3) dalla produzione di plasminogeno tissutale (t-PA), potente attivatore di fibrinolisi.

La trombomodulina, una glicoproteina della membrana della cellula endoteliale, si lega alla trombina e la inibisce appena essa si forma durante la coagulazione. Il complesso trombina-trombomodulina successivamente attiva la proteina C, che degrada i fattori di coagulazione Va e VIIIa, causando una ulteriore diminuzione di produzione di trombina.

Quando le cellule endoteliali sono danneggiate, possono sviluppare rapidamente proprietà protrombotiche attraverso:
1) attività del fattore tissutale (TF);
2) ipersecrezione del fattore "von Willebrand" (vWF);
3) riduzione dell'attività della trombomodulina, che si oppone alla trombosi;
4) esposizioni di legami fosfolipidici, che possono influenzare il processo della coagulazione.

Oltre ai danni meccanici, la funzione protrombotica delle cellule endoteliali è anche stimolata da endotossine batteriche, citochine (come la interleukina-1), dal fattore di necrosi tumorale (TNF) e dalla trombina.

Le piastrine sono cellule non nucleate, prodotte nel midollo osseo da megacariociti, e hanno un importante ruolo nell'emostasi attraverso quattro meccanismi:
1) aderiscono ai siti della lesione vascolare;
2) secernano composti che favoriscono la coagulazione dai loro granuli densi alfa;

3) si aggregano;
4) forniscono una superficie procoagulante per i complessi proteici della coagulazione attivata sulle loro membrane fosfolipidiche.

L'adesione è un primo passo nella formazione dell'aggregazione piastrinica. Esse contengono numerose glicoproteine d'adesione sulla superficie esterna della loro membrana plasmatica. I ligandi per queste glicoproteine sono il collagene, il vWF, le fibronectine. Le interazioni fra le glicoproteine della superficie ed i loro ligandi mediano l'adesione delle piastrine sia alle cellule endoteliali che alla matrice subendoteliale esposta. Dopo l'adesione al subendotelio, le piastrine subiscono un cambiamento di forma, con lo sviluppo di pseudopodi, ed iniziano una reazione di rilascio secretorio da dove i prodotti di granuli alfa [il fattore IV della coagulazione, le catene β del fibrinogeno, la trombospondina, il fattore di crescita derivato dalle piastrine (PDGF), il vWF] e i granuli densi [adenosina bifosfato (ADP) e serotonina] sono rilasciati nei siti adiacenti. L'emissione di ADP dai granuli densi inizia il processo di aggregazione. La glicoproteina di adesione IIb-IIIa si lega alle piastrine adiacenti attraverso una molecola di fibrinogeno posta al centro dell'asse coagulativo. In aggiunta all'ADP, altri agonisti come l'epinefrina, la trombina, il collagene, ed un fattore attivante piastrinico possono iniziare l'aggregazione delle piastrine attraverso l'interazione con i recettori di membrana. Le piastrine attivate giocano anche un altro ruolo procoagulante con i fosfolipidi piastrinici, che forniscono dei siti che legano complessi procoagulanti, ed entrambi attivano il fattore X e la protrombina.

L'emostasi secondaria

Sebbene la vasocostrizione, la funzione delle cellule endoteliali e la formazione dell'aggregazione piastrinica giochino un ruolo importante nell'emostasi precoce, la formazione di coaguli di fibrina ottenuti attraverso la cascata della coagulazione è essenziale per un'emostasi adeguata. La coagulazione del sangue è un processo a cascata che coinvolge vari enzimi e cofattori e che culmina con la conversione del fibrinogeno in fibrina, e in ultimo intrecciando il coagulo fibrinico in una rete insolubile.

La coagulazione del sangue è composta da 4 fasi: (1) inizio, (2) attivazione del fattore X, (3) formazione della trombina, (4) formazione di un coagulo fibrinico. L'inizio avviene attraverso due meccanismi: (1) sistema di attivazione di contatto con la superficie (*pathway* intrinseco), (2) attivazione del *pathway* estrinseco da parte della lesione del tessuto e liberazione della tromboplastina tissutale.

Il fattore tissutale, rilasciato dalle cellule danneggiate, si lega con il fattore VII per formare il complesso fattore tissutale VIIa-lipidico che a sua volta interagisce con il fattore X, che viene attivato (Xa) e il fattore IX. Tutto questo induce la produzione di trombina con formazione di fibrina. La trombina può anche attivare il fattore XI, che attiva il fattore IX. Un regolatore dell'attivazione della cascata della coagulazione attraverso questi meccanismi è TFPI, il fattore tissutale inibitore del *pathway* estrinseco. TFPI blocca il complesso del fattore VIIa-TF, prevenendo così la produzione del fattore Xa dal fattore VIIa-TF. L'unica via che resta per la produzione del fattore IXa è l'attivazione del fattore XI. La revisione concettuale del *pathway* dell'emostasi spiega l'importanza dei fattori IX e VIII, fornisce una funzione per il fattore XI e spiega la mancanza di una diatesi emorragica nella carenza del fattore XII o nell'insufficienza di precallicreina.

Il fibrinogeno è una grande proteina plasmatica (peso molecolare 340.000) composta da cinque catene di polipeptidi, di cui due in coppia (A-α, B-β, e γ). Le coppie sono collegate da ponti disolfuro vicino alla estremità N-terminale. La conversione del fibrinogeno in fibrina coinvolge il taglio di fibrinopeptidi A e B da zone N-terminali A-α e B-β della trombina. Si forma un monomero fibrinico, che polimerizza, ed una interazione delle catene γ con il fattore XIIIa per formare fibrina insolubile. I fibrinopeptidi emessi possono essere dosati ed aumenti di livello di questi peptidi sono stati usati per misurare la formazione di fibrina.

La regolazione dell'emostasi

L'emostasi è regolata da inibitori piastrinici della cascata di coagulazione, dal sistema fibrinolitico che degrada il coagulo fibrinico, mentre il flusso di sangue aiuta a diluire i fattori attivati della coagulazione. Squilibri in questo sistema regolatorio predispongono ad una trombosi (Fig. 4.2).

Anticoagulanti naturali

Varie proteine interagiscono per bloccare direttamente la cascata della coagulazione. ATIII inibisce la trombina ed altre proteine attivate (VIIa, Xa, IXa, XIa, kallikreina e plasmina) formando un complesso stabile 1:1 con questi enzimi. Questi complessi stabili possono essere dosati e servono come marcatori dell'attivazione della coagulazione. L'eparina accelera questa reazione causando un cambiamento conformazionale dell'ATIII. Il fattore *in vivo* che accelera questa reazione è l'eparan solfato, che si trova sulla superficie luminale delle cellule endoteliali. Un altro inibitore simile all'ATIII è il cofattore II dell'eparina. Questo cofattore inibisce solo la trombina, e la sua attività è accelerata dal dermatan solfato oltre che dall'eparina. Pazienti con insufficienza di ATIII (omozigoti o eterozigoti) sono predisposti alla trombosi, specialmente a quella venosa. Sebbene sia noto un deficit ereditario del cofattore II dell'eparina, non esiste una chiara associazione fra tale deficit e la trombosi. Altri inibitori plasmatici della coagulazione includono le globuline α_2, α_1-antitripsina, e TFPI. Pazienti con una α-β-lipoproteinemia hanno livelli di TFPI molto bassi a causa dell'assenza di lipoproteine a bassa densità (LDL), trasportatori di TFPI, ma non mostrano una tendenza a trombosi. Altri meccanismi inibitori della trombina sono forniti dalla trombomodulina, dalla proteina C, e dalla proteina S. Il complesso di trombina e trombomodulina (APC)

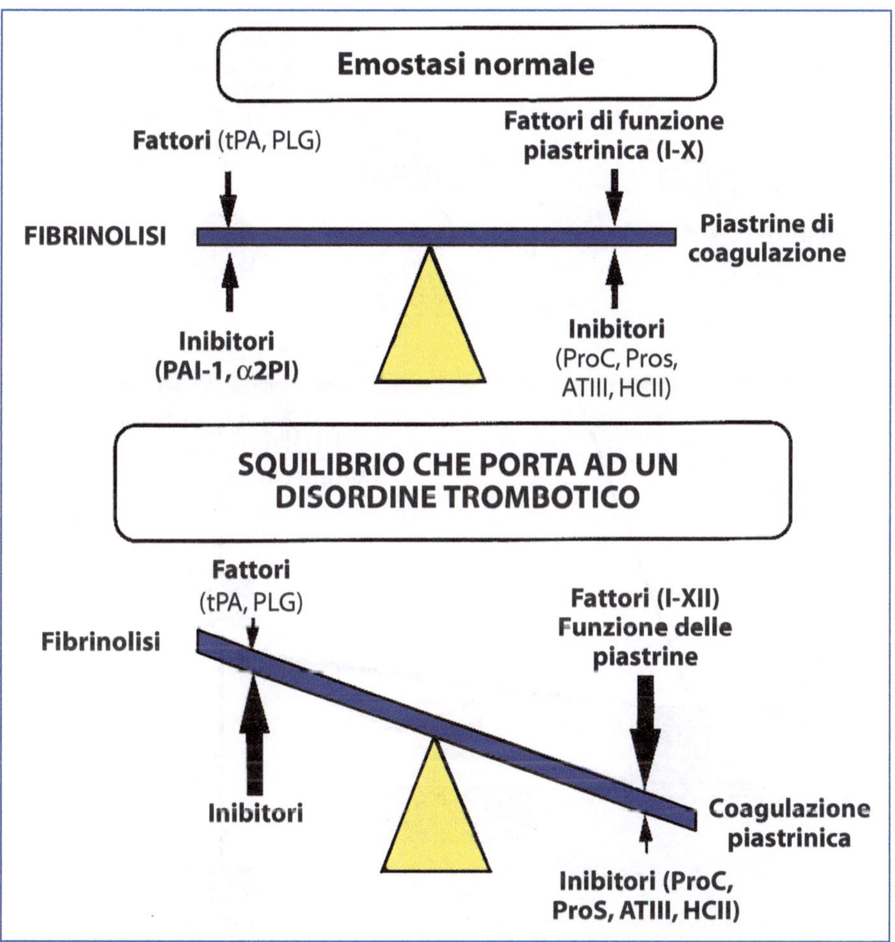

Fig. 4.2. Per la normale emostasi c'è un equilibrio tra fattori inibitori e fattori attivanti per la coagulazione e per i sistemi fibrinolitici. I fattori procoagulanti (fibrinogeno, protrombina, ecc.) sono compensati da fattori inibitori (proteina C, S, eparina, cofattore II, antitrombina III). Squilibri che portano a trombosi sono per la maggior parte delle volte dovuti a un aumento della coagulazione e a una diminuzione della funzione fibrinolitica (spesso dovuta a un calo del plasminogeno o a un aumento dei livelli degli inibitori) (Modificata da: Bartholomew JR, Kottke-Marchant K (1996) Hemostasis and thrombosis. In: Young GR, Olin GW, Bartholomew JR (eds) Peripheral vascular diseases. 2nd Ed. Mosby, p 92, con autorizzazione)

si lega alla proteina S, sulla superficie delle piastrine o delle cellule endoteliali, ed agisce per degradare selettivamente i fattori Va e VIIIa. Esso ha anche un'attività profibrinolitica poiché inibisce il PAI-1 che è, a sua volta, inibitore dell'attivatore del plasminogeno 1. Il complesso trombina-trombomodulina è inattivato da antitripsina α_1 e dalla vitamina C. Insufficienze di proteina C, di proteina S e di trombomodulina (descritta raramente) predispongono alla trombosi (Fig. 4.3).

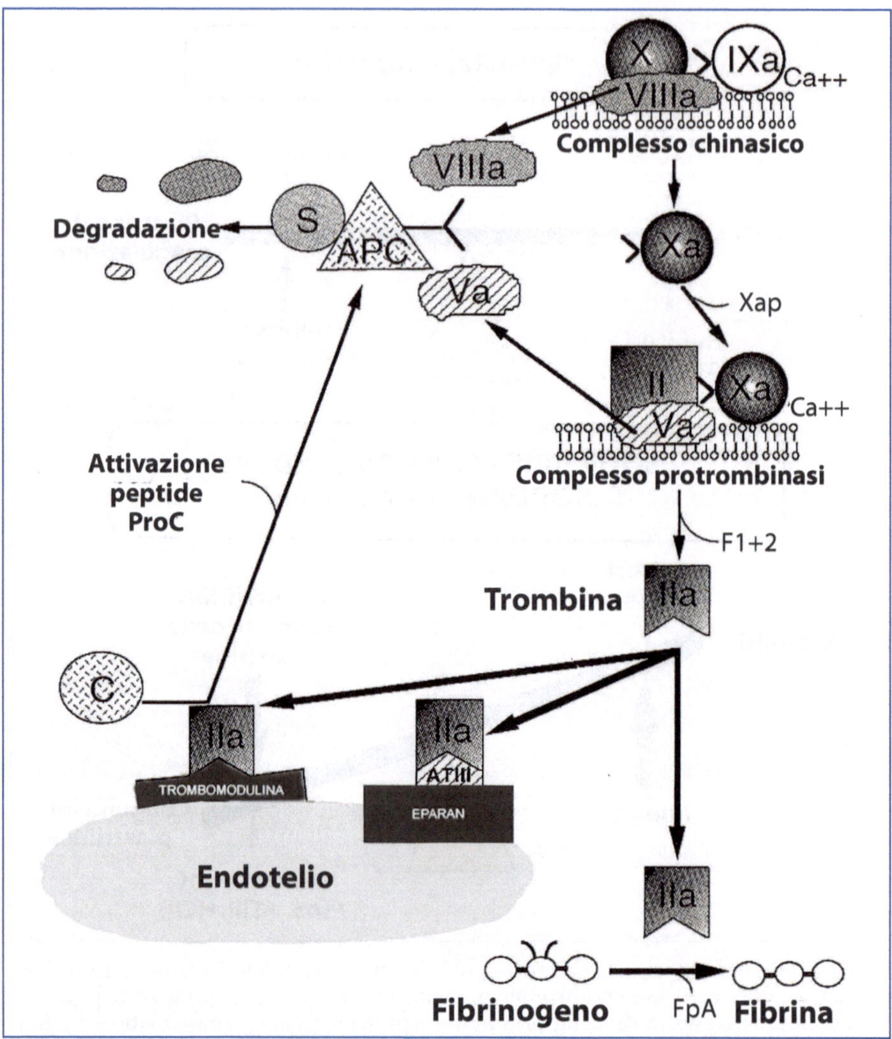

Fig. 4.3. Il controllo dell'emostasi. L'attivazione della coagulazione nel ciclo comune comincia con la formazione del complesso della chinasi (fattori IXa, VIIIa, X, fosfolipide e Ca^{++}), risultando nell'attivazione del fattore Xa e l'emissione di un peptide d'attivazione del fattore X (Xap). Il fattore Xa poi si lega sulla superficie dei fosfolipidi insieme con altri fattori di coagulazione (fattore Va, Ca^{++} e protrombina – fattore II) per formare il complesso della protrombinasi. Questo risulta nell'emissione della trombina attiva (IIa) insieme con il suo prodotto aderente (F1+2). La trombina poi scioglie il fibrinopeptide A (FpA) dal fibrinogeno, con la formazione della fibrina, che polimerizza ed è intrecciata. La regolazione di questo processo procoagulante coinvolge anche l'antitrombina III (ATIII), che normalmente è legata all'eparan solfato sulle superfici endoteliali, ma subito lega la trombina attivata, formando complessi inattivi di trombina – ATIII. La trombina lega anche la trombomodulina. Il complesso della trombina – trombomodulina attiva la proteina C (APC). I complessi APC con il loro cofattore, la proteina S, sono responsabili per la degradazione proteolitica dei fattori Va e VIIIa (Modificata da: Bartholomew JR, Kottke-Marchant K (1996) Hemostasis and thrombosis. In: Young GR, Olin GW, Bartholomew JR (eds) Peripheral vascular diseases. 2nd Ed. Mosby, p 94, con autorizzazione)

Il sistema fibrinolitico

Il sistema fibrinolitico è una sequenza di proteine che, analogamente al sistema di coagulazione, è attivata a cascata, e determina la degradazione di fibrina. La plasmina è l'enzima che degrada la fibrina.

Il plasminogeno è convertito in plasmina attraverso un gruppo di enzimi, conosciuti come *attivatori del plasminogeno*. Questi possono essere divisi in due gruppi: attivatori intrinseci (fattore XII, prekallikreina, chininogeno ad alto peso molecolare, e prourokinasi) ed estrinseci (t-PA, urochinasi, streptochinasi). La trasformazione del plasminogeno in plasmina attraverso attivatori del plasminogeno avviene sulla superficie delle cellule endoteliali, attraverso legami a recettori specifici.

Come per la cascata della coagulazione, ci sono inibitori specifici anche per la cascata fibrinolitica. L'inibitore α_2 della plasmina è di rapida azione, e il PAI-1 è un inibitore dell'attivatore t-PA di plasminogeno ed urochinasi. Disordini fibrinolitici, che conducono alla trombosi, includono l'insufficienza di plasminogeno, plasminogeno presente ma strutturalmente anomalo e quindi non funzionante e difettosa emissione di t-PA dall'endotelio. Livelli elevati di PAI-1, l'inibitore di t-PA, sono stati associati con la trombosi e sono stati ritrovati in pazienti con trombosi venosa, ictus ed infarto miocardico.

Gli stati primari di ipercoagulazione, o trombofilie, sono in genere malattie congenite autosomiche dominanti, e di solito la trombosi coinvolge il sistema venoso. Una storia familiare di trombosi, un evento tromboembolico nei primi anni di vita, una trombosi in un sito non comune (una vena mesenterica, saggittale, epatica), la resistenza alle terapie di anticoagulazione, o una storia di ricorrenza della trombosi, dovrebbero condurre il clinico a sospettare un disordine primario. Inoltre, una trombosi prenatale non chiarita, una trombosi arteriosa prima dei 30 anni, e una necrosi cutanea che si sviluppa mentre il paziente è curato con *warfarin*. Gli stati secondari di ipercoagulazione sono spesso associati a malattie acute o sistemiche. Una storia di intervento chirurgico recente, una gravidanza, un aborto spontaneo, un trauma, o l'uso orale di contraccettivi sono fattori importanti per identificare questi pazienti.

L'incidenza degli stati primari di ipercoagulazione non è ancora stabilita con precisione. In 277 pazienti ambulatoriali con trombosi venosa acuta profonda, venograficamente documentata, solo 23 pazienti (8,3%) avevano un disordine congenito della coagulazione. Solo il 5% dei 439 individui che presentavano malattia tromboembolica avevano un difetto ereditario rispetto al 40% di questi pazienti che aveva una storia familiare di trombosi. Questi ed altri studi che presentano basse prevalenze di trombofilia familiare dovrebbero far riflettere sul fatto che forse la nostra conoscenza delle cause di questi disordini non è abbastanza approfondita (Fig. 4.4).

Ciò è messo in evidenza da esami recenti in cui la resistenza verso il complesso di trombina e trombomodulina è stata riportata in almeno 64% dei casi di trombofilia precedentemente non diagnosticati.

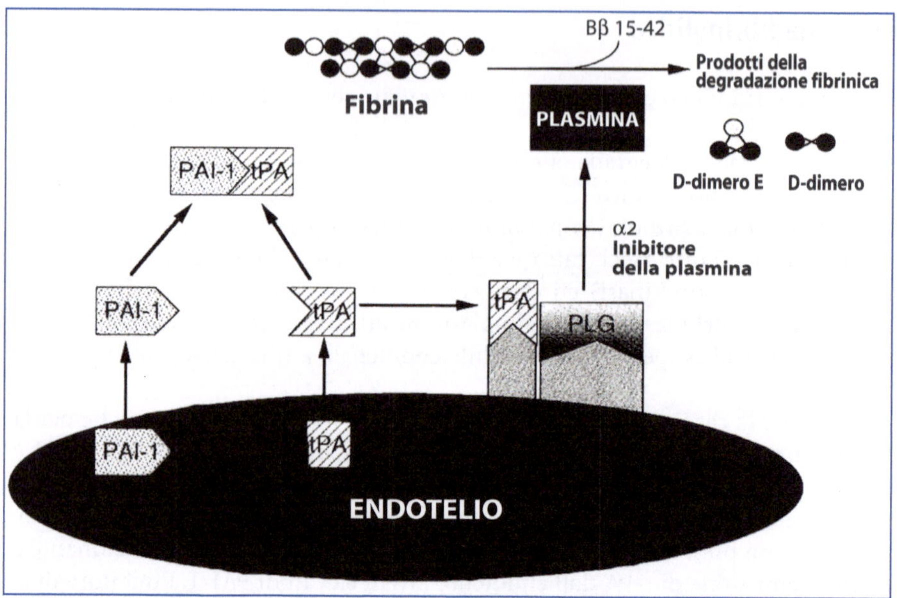

Fig. 4.4. Il sistema fibrinolitico. Il sistema fibrinolitico regola l'emostasi attraverso la degradazione dei trombi di fibrina. L'attività del sistema fibrinolitico è sulla cellula endoteliale. L'attivazione della plasmina può anche avvenire sul trombo fibrinico, che t-Pa e il plasminogeno sono capaci di legare direttamente alla fibrina. La plasmina degrada la fibrina proteoliticamente. Un prodotto di degradazione, specifico per la degradazione della fibrina intrecciata, è il D-dimero, che è il prodotto di degradazione di catene γ (Modificata da: Bartholomew JR, Kottke-Marchant K (1996) Hemostasis and thrombosis. In: Young GR, Olin GW, Bartholomew JR (eds) Peripheral vascular diseases. 2nd Ed. Mosby, p 95, con autorizzazione)

L'incidenza di trombosi potrebbe aumentare negli stati secondari di ipercoagulazione. Per esempio, una trombosi venosa postoperatoria si ha approssimativamente nel 70% dei casi di pazienti più anziani con fratture d'anca ed in più del 30% dei casi di pazienti di chirurgia generale. L'incidenza totale di trombosi dei pazienti malati di cancro varia dal 5% al 15% ed è più alta nei pazienti con adenocarcinoma del pancreas, dello stomaco, dei polmoni o del colon.

L'ipercoagulazione primaria

La proteina C

La proteina C è una glicoproteina che deriva dalla vitamina K e che, in presenza della proteina S, inattiva selettivamente i fattori Va e VIIIa e potenzia la fibrinolisi. La proteina C è sintetizzata nel fegato e ha un peso molecolare di 56.000 Da.

La carenza di proteina C è ereditata come un carattere autosomico dominante. Nei soggetti eterozigoti, la trombosi venosa si verifica in genere prima dei 30 anni e i livelli della proteina C si collocano tra il 30% e il 60% della norma. Nei soggetti omozigoti, la trombosi si presenta già nell'infanzia.

Sono stati riconosciuti due tipi di carenze di proteina C congenita. Molto comune è un'insufficienza idiotipica (Tipo I) nella quale la concentrazione plasmatica della proteina C risulta ridotta, sia usando esami funzionali sia dosaggi immunologici. L'insufficienza di proteina C di Tipo I di solito è dovuta a delezioni o a grossi difetti del gene. L'insufficienza di Tipo II è caratterizzata da una riduzione della capacità funzionale, poichè i livelli di proteina C sono normali. Questa insufficienza è spesso dovuta a mutazioni puntiformi che conducono alla produzione di una proteina che non funziona. Pazienti con tutte e due i tipi d'insufficienza di proteina C sono soggetti a trombosi venosa. La trombosi venosa ricorrente in giovane età, una storia familiare di trombosi, la necrosi cutanea quando vi è un uso orale di anticoagulanti, ed eventi tromboembolici, che si verificano durante l'infanzia (*porpora fulminante*) sono alcune delle manifestazioni d'insufficienza di proteina C. Vi sono anche tromboflebite superficiale, trombosi venosa profonda, embolismo polmonare, trombosi venosa mesenterica e trombosi venosa cerebrale. Gli eventi arteriosi non sono comuni. I livelli normali di proteina C sono di solito più bassi nei bambini e nei neonati rispetto agli adulti, per cui la diagnosi d'insufficienza di proteina C deve essere fatta con attenzione. I livelli di proteina C possono non raggiungere il livello di un adulto, quando si supera l'età di 16 anni.

Forme acquisite d'insufficienza di proteina C avvengono e possono manifestarsi nella coagulazione intravascolare disseminata, nella terapia con *warfarin*, nelle malattie del fegato, negli stati postoperatori, nelle infezioni, nelle malattie oncologiche e nelle malattie del sistema respiratorio dell'adulto. Nella forma acquisita gli altri anticoagulanti naturali sono spesso diminuiti.

La necrosi cutanea da *warfarin* si ha in meno dell'1% dei pazienti che ricevono tale terapia orale. Si tratta di una lesione della pelle localizzata e dolorosa, che insorge all'improvviso ed è caratterizzata da un aspetto iniziale eritematoso o emorragico, ma che si sviluppa in una necrosi gangrenosa. La necrosi di solito si sviluppa entro 3/6 giorni di terapia, si ha più spesso nelle donne ed è più frequente in aree con più grasso subcutaneo, incluso il seno, le natiche e le cosce.

La *porpora fulminante* è una sindrome devastante che colpisce maggiormente durante l'infanzia, spesso entro poche ore dalla nascita. La trombosi massiccia delle vene e dei capillari della pelle conduce ad una necrosi della pelle, alla sepsi e alla morte. Il bambino appare con ecchimosi sulla testa, sulle estremità, o sul tronco.

La resistenza alla proteina C attivata (APC)

La resistenza verso la proteina C attivata è stata scoperta solo recentemente. Nel 1993 è stata descritta una trombosi familiare, caratterizzata da una moderata risposta anticoagulante alla proteina C attivata. Questo difetto è un carattere autosomico dominante. La prevalenza varia fra il 21% e il 64% dei pazienti che presentano una trombosi venosa. La proteina C attivata è uno dei maggiori fattori di rischio per la trombosi venosa, ma non è chiaro se sia anche un fattore di rischio per la trombosi arteriosa. I pazienti con una resistenza alla proteina C attivata tendono ad avere un tempo breve di tromboplastina attivata parziale (APTT), cosa che è stata notata anche nella trombosi postoperatoria.

L'aggiunta di proteina C attivata al plasma di un paziente con trombosi non risulta nel prolungamento di APTT come ci sarebbe atteso. Questo fa pensare che la degradazione dei fattori VIIIa e Va da parte della proteina C attivata richieda un cofattore non ancora conosciuto. Questo difetto è dovuto ad una mutazione puntiforme nel fattore V (fattore V di Leiden), che conferisce resistenza alla degradazione a opera della proteina C attivata.

La proteina S

L'insufficienza di proteina S è un disordine autosomico dominante, associato a trombosi venosa e a trombosi arteriosa. La proteina S fu scoperta nel 1977, ma a quel tempo non le fu attribuita una grande importanza. Oggi si sa che essa è una proteina plasmatica, la cui sintesi dipende dalla vitamina K, che inibisce la trombosi servendo come cofattore per la proteina C attivata. La proteina S ha un peso molecolare di 69.000 Da ed è sintetizzata nel fegato e nelle cellule endoteliali. Si presenta nel plasma sia in forma libera che legata. La proteina S libera è la forma attiva e serve come cofattore per la proteina C. La forma legata è associata con una proteina regolatrice del sistema del complemento, la proteina legante di C4b, ed è inattiva.

Sono stati trovati due fratelli, ognuno avente una trombosi venosa ricorrente ed un'attività di proteina S bassa. Da quel momento altri numerosi studi hanno associato l'insufficienza di proteina S alla trombosi.

Sono state studiate la tromboflebite superficiale, la trombosi venosa profonda, la trombosi venosa cerebrale o mesenterica, l'embolia polmonare, l'aborto, la *porpora fulminante*. L'ipofunzione della proteina S è stata riconosciuta come causa della necrosi cutanea in pazienti omozigoti per l'insufficienza di tale proteina. L'ictus, e altre malattie occlusive arteriose sono state collegate all'insufficienza di proteina S. Ancora non è chiaro se la carenza di proteina S sia coinvolta o meno negli eventi arteriosi acuti.

L'insufficienza di proteina S è stata classificata in due tipi, Tipo I e II. Il Tipo I è associato con una diminuzione dei livelli di proteina S liberi mentre la proteina S totale è normale o poco ridotta. Il Tipo II è caratterizzato da una diminuzione dei livelli di proteina S totale e proteina S libera. Tutte e due le forme sono associate a trombosi. Bassi livelli di proteina S libera non sono rari. L'insufficienza acquisita di proteina S può essere presente in malattie del fegato, nella coagulazione intravascolare disseminata, in gravidanza ed in pazienti che usano contraccettivi orali. È anche stata ritrovata in pazienti con sindromi acute di sofferenza del sistema respiratorio, sindromi d'immunodeficienza acquisita, malattie infiammatorie intestinali, terapia con *warfarin*, sindrome nefrotica, disfunzione renale, lupus eritematosus sistemico, infarto miocardico, infezioni, diabete mellito, ed in pazienti con anticorpi anticardiolipina e malattie oncologiche. Nella maggioranza dei pazienti con insufficienza di proteina S acquisita, il difetto non è isolato. Per esempio, pazienti che ricevono una terapia di *warfarin* hanno un basso livello di proteina C e S, così come diminuzioni di fattori II, VII, IX e X. Anche nei neonati sono stati riscontrati bassi livelli di proteina S almeno nei primi mesi di vita.

L'antitrombina III

L'insufficienza di ATIII è ereditata come un carattere autosomico dominante, con una frequenza da 1/2000 a 1/5000 della popolazione generale. Gli eterozigoti hanno livelli compresi fra il 20% e il 70% di quelli normali di ATIII plasmatico. Tutte e due i sessi sono egualmente influenzati. ATIII è una glicoproteina sintetizzata nel fegato e nelle cellule endoteliali. Funziona come un cofattore che potenzia le proprietà anticoagulanti dell'eparina ed esercita un'attività inibitoria contro le proteasi seriniche di fattori IIa, IXa, Xa, XIa e XIIa.

Sono state analizzate varie classificazioni per insufficienza di ATIII. Il Tipo I, la vera insufficienza, è caratterizzata da un difetto quantitativo. Il Tipo II è un difetto qualitativo, che dà vita a livelli normali di una proteina che, però, è malfunzionante. Il Tipo III presenta sia un difetto qualitativo che quantitativo. Nell'insufficienza di ATIII la maggioranza dei pazienti ha un evento trombotico dopo i 20 o 30 anni. I pazienti possono presentare trombosi venosa profonda, embolia polmonare, trombosi in siti non comuni, incluso vene cerebrali, vene mesenteriche, vene renali o portali, vena cava inferiore, vene retiniche e tromboflebiti superficiali. Si può avere trombosi arteriosa. La gravidanza, l'embolia polmonare, l'uso di contraccettivi e i traumi sono fattori che aumentano il rischio di trombosi. Nei pazienti con marcata insufficienza di ATIII è stata riscontrata una resistenza all'eparina.

Una forma acquisita d'insufficienza di ATIII potrebbe essere riscontrata in pazienti con trombosi acuta, sindrome nefrosica, una grave malattia del fegato, coagulazione intravascolare disseminata, terapia con L-asparaginasi, o in pazienti che usano contraccettivi orali. Bassi livelli di ATIII possono essere trovati durante un evento trombotico acuto o in pazienti curati con eparina.

Il Cofattore di Eparina II (HCII)

HCII è un inibitore delle proteasi seriniche descritto per la prima volta nel 1974. È sintetizzato nel fegato ed è diverso da ATIII in quanto inibisce solo la trombina. L'insufficienza di HCII è ereditata come un carattere autosomico dominante. Gli eterozigoti possono essere affetti da una tromboembolia venosa. L'insufficienza acquisita di HCII potrebbe essere riscontrata in malattie del fegato, nella coagulazione intravascolare disseminata e nella preeclampsia. A differenza di ATIII, i livelli di HCII di solito non sono elevati durante gli eventi trombotici venosi.

Gli squilibri del sistema fibrinolitico

In condizioni fisiologiche vi è un perfetto equilibrio tra trombosi, che ha la funzione di "riparare una lesione", e sistema fibrinolitico, che impedisce alla trombosi di diventare un danno per l'organismo e riequilibra la situazione coagulativa. Come esistono disordini di varia natura nel sistema coagulativo, che possono essere causa di eccesso o di carenza di coagulazione, così esistono disordini nel sistema fibrinolitico, le cui conseguenze possono, anche in questo caso, essere causa di eccesso di coagulazione o di carenza di coagulazione, con tutte le conseguenze che questo può indurre nelle persone affette. Il sistema fibrinolitico è formato da vari fattori, tutti ugualmente importanti: il precursore inattivo del plasminogeno, la plasmina, gli attivatori del plasminogeno (endogeni ed esogeni) e gli inibitori degli attivatori di plasminogeno. L'attivazione eccessiva del sistema fibrinolitico causa emorragia, una diminuita attività fibrinolitica può portare a trombosi. I disordini congeniti ed acquisiti del sistema fibrinolitico sono stati ben analizzati. Le anomalie del plasminogeno possono essere dovute sia a una vera carenza della proteina (Tipo I) oppure alla presenza di plasminogeni non funzionali (displasminogenemia). Le insufficienze del plasminogeno di Tipo I sono vere insufficienze dovute ad una diminuita sintesi della proteina. Entrambi i dosaggi del plasminogeno, sia immunologici che funzionali, dimostrano una diminuzione della sua concentrazione. Nelle insufficienze del plasminogeno di Tipo II la proteina c'è, ma funziona male. Esse sono in genere causate da mutazioni puntiformi nella molecola del plasminogeno. Oltre che nell'insufficienza ereditaria, il plasminogeno può diminuire nelle malattie del fegato, nella coagulazione intravascolare disseminata e durante la terapia trombolitica.

L'insufficienza congenita dell'attivatore dei plasminogeni (t-PA) non è una causa di ipercoagulazione molto frequente. Anomalie nella secrezione di t-PA attraverso l'endotelio sono più comuni e possono spiegare molti casi con tendenze trombotiche. Un equilibrio anormale dei livelli dell'attivatore del plasminogeno e dell'inibitore del plasminogeno (PAI-1) è stato riscontrato nei sopravvissuti all'infarto miocardico, in pazienti con malattie oncologiche, in stati postoperatori, in pazienti con anomalie epatiche e durante la circolazione extracorporea.

La lipoproteina A

La lipoproteina A, o LP(a), è una apolipoproteina associata a LDL. La struttura molecolare di LP(a) è eterogenea, però è molto simile a quella del plasminogeno, in quanto ha zone ripetute multiple e variabili di quattro ponti disolfuro (kringle) ed un dominio non funzionale di proteasi. LP(a) può inibire il plasminogeno o la plasmina legandosi al t-PA sui trombi di fibrina o sulla superficie delle cellule endoteliali, conducendo ad una diminuita fibrinolisi. Livelli elevati di LP(a) sono stati associati, oltre che alla trombosi, anche all'aterosclerosi e a malattie vascolari.

Disfibrinogenemia

La maggioranza dei disordini del fibrinogeno, come l'ipofibrinogenemia o molte delle disfibrinogenemie, causano una diatesi emorragica. Vari fibrinogeni anomali sono stati ritrovati in linee familiari con tendenze trombotiche. Per una funzione completa del fibrinogeno esso deve essere scisso dalla trombina, polimerizzato in polimeri di fibrina, *crosslinked* dal fattore XIIIa, che permette ai fattori fibrinolitici di legarsi ad esso, ed essere degradato dalla plasmina. Non è sorprendente il fatto che una tendenza trombotica può svilupparsi se un fibrinogeno anomalo per la sua diversa struttura è trasformato in fibrina dalla trombina più velocemente di quanto avviene normalmente o è resistente alla degradazione della plasmina. Fibrinogeni anomali diventano trombine ma non possono essere degradati dalla plasmina. Altri tipi di disfibrinogenemia, associati a trombosi, possono essere dovuti ad una rapida coagulazione della trombina ed avere una maggiore aggregazione delle piastrine o avere legami difettosi con il plasminogeno o con il t-PA. I pazienti con una disfibrinogenemia con tendenze trombotiche hanno spesso sia trombosi venosa che arteriosa.

Studi di laboratorio sulla disfibrinogenemia spesso mostrano tempi di protrombina prolungati con un APTT normale o solo leggermente prolungato, un fibrinogeno con concentrazione normale o addirittura elevata (come si evince da tests immunologici), ma con capacità di coaguabilità diminuita, mentre il tempo di trombina è lungo ed il tempo di reptilase è prolungato. La disfibrinogenemia può essere acquisita per malattie del fegato, però in generale essa è dovuta ad una glicosilazione anomala e spesso non è associata ad una tendenza trombotica.

Omocistinuria

L'omocistinuria è una malattia genetica, causata dal difetto e/o dall'insufficienza di cistationina β-sintetasi, ereditata come un carattere autosomico recessivo ed è stata associata con malattie vascolari e trombotiche. Questi pazienti hanno elevati livelli ematici di omocisteina, di metionina e dei loro prodotti metabolici, con livelli di cisteina più bassi di quelli normali. Le manifestazioni cliniche sono la lussazione del cristallino (*ectopia lens*), il ritardo mentale e l'osteoporosi. La maggior parte delle manifestazioni cliniche di omocistinuria sono l'accelerazione dell'aterosclerosi ed eventi tromboembolici arteriosi e venosi associati. Le lesioni stenotiche vascolari, che consistono in una proliferazione intimale concentrica, simile a quanto osservato nell'aterosclerosi della vena safena quando viene utilizzata come by-pass, sono riscontrate diffusamente in pazienti con omocistinuria, e sono coinvolte le coronarie, l'aorta addominale e le arterie iliache, così come le arterie più piccole e le arteriole. Come conseguenza si ha trombosi arteriosa e venosa nella circolazione cerebrale e coronarica con morte improvvisa. Un evento vascolare acuto è la causa di morte del 70% degli individui omocistinurici prima dei 30 anni.

La trombosi e le malattie vascolari non sono riscontrate solo negli omocisti-nurici omozigoti, ma anche in quegli individui eterozigoti per un difetto a carico della cistationina β-sintetasi ed in pazienti con elevati livelli di omocisteina, dovuti ad altre cause. Il meccanismo di queste patologie non è ben compreso, però si crede che siano causate dall'alterazione della funzione coagulante endoteliale dell'omocisteina.

Altre forme di ipercoagulazione primaria

La glicoproteina ricca di istidina

La glicoproteina ricca di istidina (HRG) è una glicoproteina a catena singola che può essere coinvolta nel sistema fibrinolitico e che è associata a malattie trombotiche. Il rapporto causale con la trombosi deve essere però ancora stabilito.

Insufficienza del fattore XII (Fattore Hageman)

L'insufficienza congenita del fattore XII è un fattore di rischio per lo sviluppo di trombosi venosa ed arteriosa. È ereditata come carattere autosomico recessivo. L'APTT è molto prolungato nei soggetti omozigoti e moderatamente prolungato negli eterozigoti. Benché in generale sia stato considerato come disordine raro, una casistica indica una incidenza tra l'1,5% e il 3% della popolazione generale. In altri studi con pazienti affetti da trombosi arteriosa ricorrente ed infarto miocardico è stata trovata una prevalenza del 20% di insufficienza di fattore XII e l'8% erano affetti anche da trombosi venosa ricorrente.

Sindrome degli anticorpi antifosfolipidi

La sindrome degli anticorpi antifosfolipidi è una delle cause più comuni di ipercoagulazione secondaria o acquisita. Clinicamente si ha trombosi, trombocitopenia o morte fetale. A differenza dei disordini della coagulazione e del sistema fibrinolitico, che predispongono maggiormente alla trombosi venosa, la sindrome degli anticorpi antifosfolipidi può condurre sia a trombosi venosa che arteriosa. La sindrome è caratterizzata, oltre che dalla presenza di anticorpi anticardiolipina, dalla possibile presenza di positività per il test *anti-lupus* e/o di falsa positività al test biologico per la sifilide. Nei pazienti nei quali è sospettato un test *anti lupus* positivo, per confermare le diagnosi si possono usare:
1) il test di Russell con veleno di vipera diluito;
2) la procedura della neutralizzazione della piastrine;
3) il test d'inibizione della tromboplastina tissutale;
4) il tempo di coagulazione caolina-dipendente;
5) la procedura della neutralizzazione fosfolipidica della fase esagonale.
Per un ulteriore approfondimento sulla natura tecnica e metodologica di que-

sti test si rimanda a testi di patologia clinica e medicina di laboratorio. La presenza di anticorpi anticardiolipina è dimostrata dal rilevamento degli idiotipi immunoglobulinici IgG, IgA o IgM.

In alcuni pazienti sono presenti sia l'anticoagulante lupus che gli anticorpi anticardiolipina, in altri solo uno dei due.

I pazienti con sindrome da anticorpi antifosfolipidi si presentano clinicamente con una trombosi venosa profonda, trombosi venosa renale o epatica, o con un'embolia polmonare. Gli eventi arteriosi coinvolgono spesso i vasi cerebrali e il cuore, presentandosi con attacchi d'ischemia transitoria, accidenti cerebrovascolari, demenza, emicrania, infarto del miocardio, trombi intracardiaci, cardiomiopatia o lesioni delle valvole del cuore. Le manifestazioni cutanee sono molto frequenti. Si sono inoltre riscontrati il *livedo reticularis*, le tromboflebiti, le ulcerazioni cutanee, emorragie e cancrena. Complicazioni ostetriche includono aborti spontanei, ritardo della crescita intrauterina e trombosi venosa profonda. Altre manifestazioni includono la trombocitopenia, l'ipertensione polmonare, la sindrome di Budd-Chiari, la trombosi venosa renale, la malattia di Addison e la necrosi avascolare.

Va sospettata la sindrome dell'anticorpo antifosfolipide in giovani donne non fumatrici, che si presentano con una malattia vascolare.

Questa sindrome è stata classificata in una forma primaria e in una secondaria. La primaria è quella riscontrata più spesso. I pazienti in genere hanno un titolo basso o negativo di anticorpi antifosfolipidi, e possono sviluppare una eruzione cutanea vasculitica. La sindrome secondaria è associata a malattie del tessuto connettivo come il *lupus* eritematoso sistemico (LES), l'artrite reumatoide e la sclerodermia. Si ha anche con l'uso di alcuni farmaci, incluso la fenotiazina, la procainamide, l'idralazina, i sulfamidici, e in certe infezioni e disordini onco/ematologici. La sindrome da anticorpi antifosfolipidi è rara e può essere devastante. Generalmente coinvolge diversi organi e spesso ha come risultato il decesso del paziente. Vi è un'evidenza istopatologica di occlusioni multiple di grandi o piccoli vasi ed una conferma sierologica di anticorpi antifosfolipidi.

Trombocitopenia indotta da eparina (HIT) e trombosi

Dai primi anni '40 la trombocitopenia è stata riportata in associazione con la terapia con eparina in animali e nell'uomo. La trombocitopenia indotta da eparina con trombosi, anche riferita come "la sindrome del coagulo bianco", è causa di infarto miocardico, di ictus, di trombosi arteriosa, di arteriopatia periferica con amputazione degli arti o di eventi venosi tromboembolici ricorrenti. L'incidenza di trombocitopenia indotta da eparina si colloca tra il 5% e il 10% di tutti pazienti trattati, mentre l'incidenza di una trombosi si manifesta in meno dell'1%-2%.

Esiste più di una forma di trombocitopenia indotta da eparina: il Tipo I, più moderato, e il Tipo II, più grave. Le forme di Tipo I si hanno entro il terzo o quarto giorno successivo alla somministrazione di eparina, con una trombocitopenia al di sotto delle 100.000 piastrine/mm³, e si risolve anche se si contuinua la terapia. Non vi è trombosi e si crede che sia una reazione idiopatica al farmaco. Il Tipo II è una forma più grave, si ha tipicamente da 5 a 14 giorni dopo la somministrazione di eparina ed è associata a trombosi. È stato dimostrato che il Tipo II è causato da un anticorpo contro un complesso formato dall'eparina e dal fattore piastrinico 4, il cui frammento Fc (che si lega ai recettori Fc delle piastrine) ne stimola l'aggregazione. Questo tipo di trombosi è stato riportato sia in pazienti con un conteggio di piastrine normali sia in quelli che hanno una diminuzione del loro numero, ma non sono trombocitopenici. Le complicazioni trombotiche sono molto più frequenti delle manifestazioni emorragiche da trombocitopenia. La trombosi avviene prevalentemente nelle arterie ed è clinicamente distinta dall'evento originale, può svilupparsi in siti multipli, e può continuare fino a che l'eparina non viene interrotta. Sono stati riscontrati occlusioni arteriose, ictus ischemici ed infarti miocardici. È stata rilevata anche una necrosi cutanea, laddove ci sia stata un'iniezione di eparina subcutanea. Sono stati esaminati inoltre eventi trombotici venosi, incluso l'embolismo polmonare, la cancrena venosa e la trombosi e le porpore trombotiche.

Nei pazienti con trombocitopenia indotta da eparina e con una sindrome di trombosi, la morte si ha nel 29% dei casi, mentre nel 21% vi è l'amputazione di un arto. La diagnosi di trombocitopenia indotta da eparina e della trombosi è innanzitutto clinica. Si dovrebbe sospettare ogniqualvolta vi è un nuovo o ricorrente evento tromboembolico che si verifica anche durante una terapia con eparina. Si dovrebbe anche sospettare quando c'è resistenza all'eparina o una incapacità a mantenere un adeguato livello di anticoagulazione. La diagnosi di trombocitopenia indotta da questo farmaco è basata su questi criteri:
1) evento di trombocitopenia durante la sua somministrazione;
2) esclusione di altre cause di trombocitopenia;
3) risoluzione di trombocitopenia quando il farmaco viene interrotto;
4) dimostrazione *in vitro* di un anticorpo piastrinico dipendente dall'eparina.

La diagnosi dello stato di ipercoagulazione richiede una conoscenza approfondita dell'anamnesi e un'accurata visita medica. Un'attenzione particolare dovrebbe essere rivolta alle caratteristiche che suggeriscono uno stato di ipercoagulazione primario e secondario.

La diagnosi clinica di ipercoagulazione dipende fortemente dal lavoro del laboratorio. Gli studi di routine della coagulazione dovrebbero essere eseguiti includendo un emocromo completo, l'analisi dell'urina, il PT, l'APTT, il fibrinogeno ed un profilo chimico. Questi studi possono essere molto utili nell'escludere i disordini secondari (per esempio, trombocitopenia, porpora trombotica, coagulazione disseminata intravascolare, emoglobine anomale) che spesso possono essere identificati attraverso un esame sullo striscio di sangue periferico.

Si dovrebbe essere molto prudenti nell'interpretare i risultati dei test nel contesto di un evento trombotico acuto o di un paziente che assume *warfarin*, eparina o uno degli agenti trombolitici. Non si può presumere che l'insufficienza di qualche proteina della coagulazione prevenga l'evento trombotico. Invece, questo può essere una conseguenza di una malattia latente. Non si deve dimenticare che un disordine di ipercoagulazione può essere acquisito nel contesto di una malattia del fegato, di una sindrome nefrotica, nei pazienti che usano certi farmaci o nella coagulazione intravascolare disseminata.

Nei pazienti con una epatite tossica grave, una sindrome nefrosica o una steatosi epatica causata da una gravidanza è necessario eseguire un test di APTT. Nel caso di una necrosi della pelle da *warfarin* o porpora fulminante, i dosaggi dei livelli di proteina S o C potrebbero essere le uniche indagini utili. Con una storia anamnestica di trombosi arteriosa non spiegabile, dovrebbero essere richiesti i dosaggi per un test *anti lupus*.

Benché i test sulla coagulazione siano comunemente eseguiti quando un paziente è ricoverato, sarebbe opportuno ripeterli dopo che l'evento acuto è stato risolto completamente e preferibilmente quando non è più sottoposto ad una terapia anticoagulante, a meno che paziente abbia la necessità di una terapia anticoagulante orale per tutta la vita. In questo contesto possono essere consigliati esami da eseguire su ogni membro della famiglia, specialmente quando si sospetta l'insufficienza di proteina C o S. Un'alternativa è eseguire anche i dosaggi delle proteine C e S prima che siano stati somministrati anticoagulanti orali. Quando il paziente è curato con *warfarin* si deve misurare la concentrazione di ATIII.

Il dosaggio del frammento 1+2 della protrombina, dei peptidi dell'attivazione della proteina C, del fibrinopeptide A, del D-dimero, del complesso trombina-ATIII ed del peptide del fattore X attivato sono alcuni dei test usati. Il loro scopo è quello di assistere il medico nella diagnosi della tromboembolia venosa o arteriosa, nella valutazione e nel controllo del paziente con alto rischio, in caso di rischio elevato di trombosi soprattutto durante l'esposizione a situazioni di stress.

La concentrazione del D-dimero nel plasma è stata usata in molti studi per diagnosticare la tromboembolia venosa. In 173 pazienti sottoposti ad angiografia polmonare per sospetta embolia polmonare, solo 3 delle 35 persone con un angiogramma anomalo avevano livelli del D-dimero sotto i 500 ng/ml. Questo ci dice che il dato di un livello basso di D-dimero è utile per escludere la diagnosi di embolia polmonare. Un livello elevato di fibrinopeptide è stato riscontrato in uno studio clinico di pazienti asintomatici per tromboembolia polmonare, ma con una TAC del polmone o un venogramma positivo, mentre in un altro studio clinico è stato dimostrato che livelli elevati dei frammenti della protrombina 1+2 e fibrinopeptide A sono presenti in soggetti anche non sottoposti ad una terapia anticoagulante, ma che avevano un'insufficienza congenita di ATIII o della proteina C.

Terapia della ipercoagulazione primaria

Una volta che è stato diagnosticato un disordine primario, per tutta la vita deve essere assicurata una terapia anticoagulante. Se la trombosi avviene in presenza di un fattore di rischio ben identificabile, deve essere individuato un trattamento opportuno. Anche tutti i membri della famiglia devono essere messi sotto osservazione poiché possono essere soggetti a più di un evento trombotico, ad esempio durante una gravidanza, un'operazione o un trauma. Nell'identificare questi pazienti ed i membri delle loro famiglie, predisposti al rischio, una profilassi ed un trattamento adatto saranno di grande aiuto per prevenire disordini tromboembolici.

La gravidanza pone in evidenza un problema particolare. Se un individuo con un'insufficienza ereditaria di fattori della trombolisi ha avuto un evento trombotico durante una gravidanza precedente, nella successiva è necessaria una terapia anticoagulante: ciò è indicato anche, nel corso della gravidanza, in quelle donne con una riconosciuta insufficienza ereditaria, senza un episodico trombotico precedente. Questo si verifica più spesso nelle persone con un'insufficienza di ATIII che in quelle con carenza di proteina S o C. Il *warfarin* è controindicato e deve essere usata l'eparina. Una terapia anticoagulante per tutta la vita non è una garanzia nei portatori asintomatici, però la profilassi dovrebbe essere istituita per i pazienti affetti da fattori di alto rischio per la trombosi. Nei disordini secondari c'è la possibilità di diminuire la tendenza trombotica trattando o limitando i fattori induttivi di base. Per esempio, una flebotomia nei pazienti con una policitemia vera o l'uso della chemioterapia nei pazienti con una trombocitemia essenziale può aiutare a ridurre l'incidenza di trombosi. Controllare il numero delle piastrine nelle persone trattate con eparina ed interrompere questa terapia il prima possibile aiuterà ad eliminare trombocitemie indotte dal farmaco. Iniziare a somministrare del *warfarin* negli individui sospetti di insufficienza di proteina S o C, e potenziare questa terapia con l'eparina aiuta a ridurre le ulcere cutanee da *warfarin*.

Nella sindrome da anticorpi antifosfolipidi, può essere consigliabile mantenere il rapporto coagulativo normalizzato a 3 o al di sopra di 3. L'aggiunta di aspirina a basso dosaggio (75 mg/giorno) è anche più efficace nel prevenire la ricorrenza di trombosi.

La profilassi dovrebbe essere fatta in tutti quei pazienti con un disordine di ipercoagulabilità primario o secondario. Numerosi farmaci sono disponibili per prevenire la trombosi, inclusi l'eparina di basso peso molecolare, l'eparina non frazionata, e il *warfarin*.

I pazienti ed i membri della famiglia devono essere considerati per un possibile trattamento con una terapia anticoagulante a breve o a lungo termine. Questa decisione deve essere basata sul profilo individuale, sul rischio di emorragie ed altre complicazioni della terapia anticoagulante.

Il ruolo delle piastrine

Per capire il ruolo delle piastrine (Tabella 4.1) nell'emostasi e nella trombosi ci si è focalizzati sui primi eventi di attivazione piastrinica, quelli che portano all'aggregazione. Sebbene rimanga ancora molto da chiarire circa questi eventi, questo paragrafo esamina una serie di fatti fisiopatologici più tardivi: le interazioni tra piastrine, che possono avvenire soltanto una volta che l'aggregazione è iniziata, e che le porta in stretto contatto tra loro, creando un ambiente protetto negli spazi tra piastrine aggregate e promuovendo la crescita e la stabilità della aggregazione.

Le conoscenze circa i meccanismi fisiologici di attivazione delle piastrine sono in continuo aumento. Il danno vascolare espone il TF (*Tissue Factor*, fattore tissutale) all'interno della parete dei vasi sanguigni, con rilascio locale di trombina e di fibri-

Tabella 4.1. Principali molecole contenute nei granuli piastrinici

Granuli α	Granuli densi	Altri granuli e vescicole
Fibrinogeno	Serotonina e altri piccoli	Lisosomi (idrolisi acida)
Collagene	peptidi	Altre vescicole
Trombospondina	ADP e altri nucleotidi	Proteine endogene
Fibronectina	CA^{2+}	
Fattore di Willebrand	Mg^{2+}	
Fattori chemiotattici per	Altri ioni	
leucociti		
Fattore di permeabilità		
vasale, PAF, liso-PAF		
Fattore di crescita		
PDGF		
PDEGF		
FGF		
Proteine della famiglia		
delle perforine		
Albumina		
β-tromboglobulina		
Fattore piastrinico 4		
Fattore tissutale		

na. Simultaneamente, vengono esposte le fibrille di collagene all'interno della parete dei vasi sanguigni e vengono ricoperte di vWF derivato dal plasma. Le piastrine circolanti aderiscono sufficientemente a lungo per essere attivate da collagene e da trombina, una quantità crescente di piastrine è reclutata da agonisti solubili, che includono trombina, ADP, Trombossano A_2 (TxA_2). Le piastrine attivate aderiscono con ponti formati dalle subunità della fibrina ($\alpha_{IIb}\beta_3$)[1] e da proteine quali il fibrinogeno, la fibrina, e il vWF. Questi accelerano anche la formazione di trombina. La rete risultante è una aggregazione emostatica (trombo) composto da piastrine, attivate all'interno di un tessuto di fibrina, una struttura che può resistere alle forze trasversali generate dal flusso sanguigno nella circolazione arteriosa.

Vi sono sostanze che bloccano i recettori dell'ADP, indeboliscono la sintesi del trombossano A_2, o prevengono il legame di proteine che aderiscono all'$\alpha_{IIb}\beta_3$. Anche se spiega gli eventi iniziali dell'attivazione piastrinica, questo modello lascia alcune questioni irrisolte. Per esempio, cosa accade dopo che le piastrine attivate aderiscono? Altre interazioni tra le piastrine sono necessarie oltre a quelle mediate da $\alpha_{IIb}\beta_3$? Cosa mantiene i recettori legati ai loro ligandi? Cosa previene la destabilizzazione della connessione emostatica durante il periodo necessario per la cura di una ferita? Cosa succede nello spazio tra piastrine attivate? Quali sono gli eventi sulla superficie delle piastrine che stanno per aggregarsi rispetto a quelli che si verificano sulla superficie di piastrine attivate? Questo paragrafo tratta di questi argomenti, focalizzandosi su ciò che avviene nello spazio tra piastrine attivate e sul ruolo che questi eventi giocano nella crescita e nella stabilità del trombo.

---

[1] L'$\alpha_{IIb}\beta_3$ è una molecola che appartiene alla famiglia delle integrine di membrana. Le integrine sono recettori posti sulle membrane a funzioni complesse, identificati da circa 20 anni.

Il ruolo della retrazione del coagulo

A differenza della maggior parte delle cellule, le piastrine non sono normalmente in contatto stabile, ma solo una volta che l'aggregazione ha avuto inizio. Le micrografie elettroniche, pur mostrando una stretta vicinanza delle membrane plasmatiche delle piastrine adiacenti, non mettono in evidenza giunzioni quali quelle che si formano per le cellule endoteliali ed epiteliali. Si stima che lo spazio tra piastrine adiacenti vari da 0 a 50 nm. Questa piccola distanza dovrebbe rendere possibile per le molecole presenti sulla superficie di legarsi a quelle della piastrina adiacente. Questa potrebbe essere un'interazione diretta. Contatti stretti tra piastrine non solo permettono interazioni piastrina/piastrina, ma possono anche limitare la diffusione delle molecole plasmatiche nello spazio tra piastrine e prevenire la fuga di attivatori piastrinici. Questo può limitare l'accesso della plasmina alla fibrina inclusa, aiutando così a prevenire la prematura dissoluzione della aggregazione emostatica ed aiutare a sviluppare l'accumulo di attivatori piastrinici in un ambiente protetto. La retrazione del coagulo, che è dipendente dall'interazione tra complessi actina/miosina e il dominio citoplasmatico di $\alpha_{IIb}\beta_3$ così come il legame del fibrinogeno o del vWF al dominio extracellulare dell'integrina, può essere visto finalisticamente come un meccanismo per ridurre il vuoto tra le piastrine e aumentare la concentrazione locale dei ligandi solubili per i recettori piastrinici.

La lista delle molecole che partecipano alle interazioni tra piastrine è probabilmente incompleta, ma un certo numero di esse è stato identificato. Alcune di queste molecole giocano anche un ruolo nell'interazione di piastrine con altri tipi di cellule.

Le integrine, l'adesione e la trasmissione del segnale esterno ed interno

La trasduzione del segnale dell'integrina dipende dalla formazione di complessi proteici che si legano al suo dominio citoplasmatico. A questo evento seguono una serie di azioni. Alcune di queste includono il dominio citoplasmatico $\alpha_{IIb}\beta_3$ e servono per regolare l'attivazione dell'integrina; altre partecipano alla segnalazione del segnale esterno e alla retrazione del coagulo. Le proteine capaci di legarsi direttamente con i domini citoplasmatici di $\alpha_{IIb}\beta_3$ includono la β_3-endonexina, il CIB, la talina, la miosina, il Shc e le tirosino-chinasi Src e Syk. Mentre alcune di queste interazioni richiedono la fosforilazione di residui di tirosina nel dominio citoplasmatico $\beta3$, altre no. Il legame del fibrinogeno al dominio extracellulare dell'$\alpha_{IIb}\beta_3$ attivato stimola una rapida attivazione delle Src e Syc. Questi eventi sono richiesti per l'inizio della trasduzione del segnale esterno e per un maggior reclutamento di piastrine, per un'aggregazione irreversibile e per la retrazione del coagulo.

La fosforilazione di un dominio citoplasmatico β_3 è un evento di particolare rilevanza; essa è mediata da 1 o più membri della famiglia Src. La mutazione fenilalanina dei siti di fosforilazione in β_3 nei topi determina la formazione di piastrine che si disaggregano e che hanno una riduzione della retrazione del coagulo e una tendenza al sanguinamento.

Se vi è una perdita della retrazione del coagulo in seguito alla carenza di $\alpha_{IIb}\beta_3$, quale quella che si verifica in pazienti con trombastenia di Glanzmann, si ha retrazione del coagulo dall'interazione di $\alpha_{IIb}\beta_3$ con la fibrina extracellulare e con i filamenti actina/miosina intracellulare.

Molecole di adesione giunzionale della superfamiglia Ig

JAM-A e JAM-C

Le molecole di adesione cellulare (JAMs) sono molecole di adesione Ca^{++} indipendenti che contengono il dominio Ig. Ne sono stati identificate 3: JAM-A (anche nota come JAM-1 o F11R), JAM-B (JAM-2, VE-JAM) e JAM-C (JAM-3). Le piastrine esprimono JAM-A e JAM-C. Le JAM hanno un dominio extracellulare con 2 subdomini, che interagiscono con anticorpi Ig, una singola regione transmembrana, un piccolo pezzo intracitoplasmatico che termina in un appropriato sito che lega le proteine citosoliche con un dominio PDZ (*Platelet Derived Zimogen*). JAM-A si localizza in prossimità delle giunzioni di cellule endoteliali ed epiteliali e si trova su monociti, neutrofili e linfociti. JAM-C è su cellule endoteliali, vasi linfatici e cellule NK. JAM-A contribuisce ad adesioni cellula-cellula formando interazioni trans che coinvolgono il dominio Ig N terminale. In ogni modo, le proteine JAM interagiscono anche in modo eterotipico, legandosi con le integrine tramite il loro dominio Ig prossimale alla membrana. Per esempio, JAM A si lega alla integrina $2_M\beta_2$ sui leucociti e contribuisce alla migrazione attraverso l'endotelio. JAM-C aderisce a JAM-B e insieme si legano ai leucociti mediante il legame $\alpha_M\beta_2$.

La proteina JAM-A fu originariamente descritta come l'antigene per un anticorpo piastrino-attivatore. Successivi studi hanno mostrato che gli effetti attivatori dell'anticorpo sono dipendenti dall'attivazione di altri recettori piastrinici. In ogni modo, induce l'adesione piastrinica e quindi può giocare un ruolo nelle interazioni omotipiche piastrina/piastrina e piastrina/endotelio; può anche mediare le interazioni eterotipiche tra piastrine e leucociti attraverso il legame $\alpha_M\beta_2$. In modo simile JAM-C si lega all'integrina $\alpha_M\beta_2$ sui leucociti, portando ad ipotizzare per JAM-C un ruolo nelle interazioni piastrina/leucociti.

ESAM

È una molecola di adesione specifica delle cellule endoteliali e strutturalmente simile alla JAM con una parte extracellulare che consiste di 2 domini Ig e un singolo dominio transmembrana. La coda citoplasmatica di ESAM è più lunga di quelle delle JAM e contiene diverse regioni ricche in prolina. ESAM è anche espressa dalle piastrine. Nelle cellule endoteliali si lega attraverso interazioni omotipiche, colocalizza con proteine delle giunzioni strette, e si lega alla proteina adattatrice MAG-1, una subunità del dominio PDZ. ESAM è espresso solo sulla superficie delle piastrine attivate, ma non sulle restanti piastrine. Questo fa pensare che potrebbe essere localizzata in una struttura intracellulare, per esempio nella membrana dei granuli-α. La sua funzione fisiopatologica sulle piastrine non è ancora conosciuta.

CD226, o DNAM-1

È la quarta molecola di adesione della superfamiglia sulla superficie delle piastrine. Anche CD226 possiede un dominio extracellulare con due domini Ig, un singolo dominio transmembrana, una coda citoplasmatica. L'adesione delle cellule NK mediata da CD226 è dipendente dalla fosforilazione di Ser329 nella coda citoplasmatica di CD226 da parte della PKC. CD226 partecipa nel legame delle piastrine attivate alle cellule endoteliali *in vitro*. Le cellule endoteliali esprimono nectina-2, che è il probabile ligando per CD226.

PECAM-1

È la molecola di adesione piastrina-endotelio. Ha un alto livello di espressione sulle cellule endoteliali, dove si accumula alle giunzioni tra le cellule. Come il suo nome (*Platelet Endothelial Cellular Adesion Molecule 1*) suggerisce, PECAM-1 è anche espresso sulla superficie delle piastrine attivate e di quelle quiescenti. È una proteina transmembrana di tipo 1 con 6 domini Ig extracellulari e un dominio citoplasmatico di circa 118 residui aminoacidi. Il C terminale contiene residui di tirosina fosforilabili, che rappresentano domini ITIM (*Intermembrane Transdomain Interjunction Molecule*) in tandem, capaci di legare le fosfatasi tirosiniche SHP-2 e, probabilmente, SHP-1.

SLAM e CD84

Le molecole di attivazione linfocitica SLAM e CD84 sono membri della famiglia CD2 delle molecole di adesione omotipiche studiate nei linfociti, ma espresse anche nelle piastrine. I membri della famiglia sono glicoproteine di membrana. Vi sono numerose differenze tra loro nel dominio citoplasmatico, il quale interagisce con una varietà di proteine adattatrici. SLAM e CD84 sono espressi sulla superficie delle piastrine quiescenti e su quelle attivate e, se l'aggregazione viene indotta, sono fosforilati in tirosina durante l'attivazione piastrinica. CD84 immobilizzato provoca l'attivazione piastrinica *in vitro*.

La trasmissione del segnale dipendente dal contatto

Agli eventi della trasduzione del segnale che avvengono a valle delle molecole di adesione cellulare, vi sono recettori che interagiscono con i ligandi della superficie cellulare. Questo tipo di interazione è illustrata dalle chinasi Eph e dai loro ligandi, conosciuti come efrine, che si trovano sulle membrane. Eph chinasi sono una famiglia di tirosino-chinasi con un dominio extracellulare, un dominio intracellulare chinasico e un dominio bersaglio PDZ. I ligandi per Eph chinasi sono proteine della superficie cellulare conosciute come efrine. Si selezionano in due gruppi a seconda se hanno glicofosfatidilinositolo (famiglia efrine A) o un dominio transmembrana (famiglia efrine B). A loro volta, le chinasi Eph sono divise in due gruppi sulla base del ligando preferito. Per la maggior parte, il ligando A si unisce alla chinasi A e il ligando B alla chinasi B. I domini citoplasmatici di membri della famiglia efrina B sono molto simili. Ognuno è composto da 90-100 residui con 5 tirosine, di cui almeno tre possono essere fosforilati, e un C terminale che può servire come legame per proteine citoplasmatiche con domini appropriati PDZ.

Le chinasi Eph e le efrine sono conosciute per il loro ruolo nell'organizzazione neuronale e nello sviluppo cerebrale, come marcatori capaci di distinguere le vene dalle arterie durante la vascologenesi.

Le piastrine umane esprimono due chinasi Eph, EphA$_4$ e EphB$_1$, e almeno 1 ligando, l'efrina B$_1$, che può legarsi ad entrambi. Il legame di EphA$_4$ e di efrine B$_1$ provoca l'adesione delle piastrine al fibrinogeno. L'accorpamento delle efrine B$_1$ può provocare l'attivazione di Rap1b, un intermediario nell'attivazione dell'integrina nelle piastrine, e promuove l'aggregazione piastrinica iniziata da piccole concentrazioni di agonisti. Il blocco delle interazioni Eph/efrina porta ad un'aggregazione reversibile delle piastrine e limita la crescita di trombi piastrinici sulle superfici ricoperte da collagene in presenza di flusso arterioso e, come risultato, porta alla retrazione del coagulo.

EphA4 è associato ad $\alpha_{IIb}\beta_3$ e si colloca con l'integrina ai siti di contatto tra piastrine aggregate. Queste osservazioni suggeriscono un modello nel quale l'insorgenza di un'aggregazione porta le piastrine in stretta vicinanza, permettendo all'efrina B1 di legarsi con EphA$_4$ ed EphB$_1$.

I segnali a valle sia dei recettori che delle chinasi promuovono un'ulteriore aggregazione dell'integrina (attivando in parte Rap1b) e un invio del segnale dell'integrina (in parte promuovendo la fosforilazione di β_3) (Fig. 4.5).

Questi eventi promuovono la crescita e la stabilità del trombo. Il recettore piastrinico dell'aggregazione endoteliale di Tipo 1 è stato recentemente descritto con la formazione di molecole espresse sulle piastrine e sulle cellule endoteliali. È una

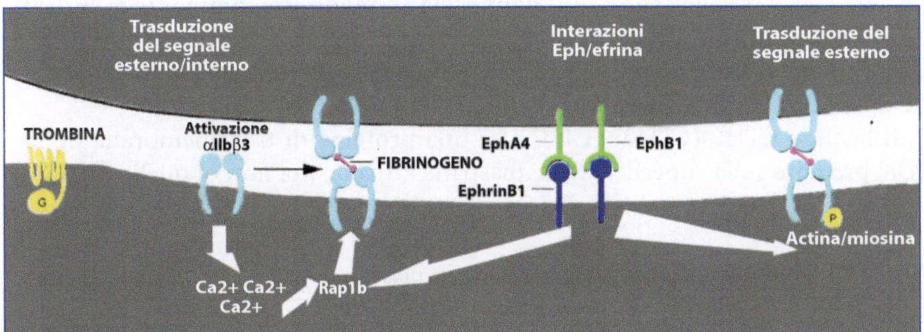

Fig. 4.5. Interazioni Eph/efrina tra piastrine. Agonisti come le thrombine, ADP e TxA$_2$ sono ligandi per i ricettori accoppiati alla proteina G e causano un rapido aumento nella concentrazione citosolica di Ca^{2+}, producendo eventi di traduzione del segnale interno/esterno che portano all'attivazione $\alpha_{11b}\beta_3$. Le interazioni Eph/efrina sostengono la traduzione del segnale esterno/interno attraverso l'attivatore Rap1b e promuovono la fosforilazione della tirosina della subunità di $\alpha_{11}\beta_3$ (Modificata da: Brass LF, Zhu L, Stalker TJ (2005) Minding the gaps to promote thrombus growth and stability. J Clin Invest 115:3385-3392, con autorizzazione)

proteina transmembrana di Tipo 1 da 140 a 150-kDa con 15 moduli ripetuti EGF che è ugualmente espressa sulla superficie delle piastrine a riposo e in attività e non ha finora un ligando noto. L'attivazione piastrinica porta ad una fosforilazione di tirosina e residui serinici nel dominio citoplasmatico di PEAR1 e fornisce un'associazione con Shc. La fosforilazione nelle piastrine attivate può essere inibita da una prevenzione dell'aggregazione, suggerendo che gli eventi PEAR1-dipendenti sono dovuti al contatto e non solo all'attivazione.

Più che solo uno spazio vuoto, quello tra le piastrine è un luogo fisico nel quale le molecole possono accumularsi. Oltre a numerose proteine plasmatiche e derivate da megacariociti che sono secrete da granuli α-piastrinici, i trombociti attivati rilasciano agonisti quali ADP, TxA_2 e TxB_2 e presumibilmente continuano ad operare perfino dopo che la formazione del trombo è iniziata. Essi perdono molecole dalla superficie, incluso GPIbα, GPV, GPVI e P-selectina.

La proteolisi di ognuna di queste molecole può essere ostacolata da inibitori delle metalloproteasi, e, in almeno 2 casi (GPIbα e GPV), è stato stabilito un ruolo per una particolare metalloproteasi, ADAM17, studiando piastrine di topi che ne sono privi. La diminuzione della recettività al collagene è stata interpretata come un beneficio dovuto alla perdita di GPVI. La perdita dell'esodominio GPIbα, che serve come recettore del vWF primario sulle piastrine, potrebbe danneggiare anche le interazioni delle piastrine con il collagene, ma siccome la proteolisi massiva si ha dopo l'attivazione piastrinica, l'impatto sulla prevenzione del trombo non è subito visibile (Tabella 4.2).

La perdita dell'esodominio di GPIbα potrebbe ridurre la carica di superficie, permettendo alle piastrine di sovrapporsi più strettamente in un trombo e anche esporre siti di interazioni sulla porzione extracellulare di GPIbα, che sono mascherati nella molecola intatta. A differenza di GPVI e di GPIb, dove il sito di clivaggio dell'esodominio danneggia in modo predominante la funzione, quella di altre 2 molecole sulla superficie di piastrine attivate, il ligando CD40 e sema4D, dà origine a frammenti bioattivi che possono stimolare le piastrine.

Il ligando CD40 (CD40L, CD154) è una proteina di transmembrana di 33-kDa, presente sulla superficie delle piastrine attivate, ma non di quelle a riposo.

Tabella 4.2. Molecole che partecipano agli eventi piastrinici

Integrine	Molecole di adesione giunzionale	Molecole di segnale contatto-dipendente	Ligandi che sono liberati o prodotti
$\alpha_{IIb}\beta_3$	JAM-A	Efrina B1 e Eph A_4/B_1	ADP
	JAM-C	PEAR1	T_xA_2
	ESAM		CD40L
	CD226		Sema 4D
	PECAM-1		GAS6
	SLAM e CD84		

Il suo apparire è seguito da un rilascio graduale di un frammento dell'esodominio di CD40L di 18-kDa. Sia la forma legata alla superficie che la forma solubile di CD40L (sCD40L) sono trimeri. Le piastrine esprimono anche CD40, la proteina di transmembrana di 48-kDa che agisce come un recettore per CD40L. A differenza di CD40L, CD40 è rilevabile sulla superficie sia di piastrine attivate che di quelle quiescenti. CD40L è un membro della famiglia dei *Tumor Necrosis Factor* (TNF).

Le semaforine sono una famiglia di proteine strutturalmente simili. Come le chinasi Eph e le efrine, le semaforine sono conosciute meglio per il loro ruolo nel sistema nervoso centrale, ma singoli membri della famiglia sono stati trovati altrove, incluso nelle cellule emopoietiche. Le semaforine hanno in comune un dominio extracellulare "sema" di 500 residui di amminoacidici. *Sema4D*, o CD100, è una glicoproteina di Tipo 1 di 150-kDa che forma un omodimero le cui subunità sono legate da ponti disolfuro. Ogni sottounità ha un dominio "sema" terminale N, un dominio Ig, un pezzo ricco di lisina, un dominio transmembrana, una coda citoplasmatica e siti di fosforilazione serinica e tirosinica, il cui ruolo rimane sconosciuto. Sono stati identificati due recettori per *sema4D*: *plexina-B1*, un recettore ad alta affinità espresso sulle cellule endoteliali, e *CD72*, che è espresso sui linfociti. *Plexina-B1* stimola risposte proangiogeniche per la trasmissione del segnale nelle cellule endoteliali.

Sema4D è stato individuato sulla superficie delle piastrine dei topi e degli umani. L'attivazione piastrinica causa una perdita progressiva di *sema4D* intatto e la liberazione del suo esodominio legato al disolfuro. La liberazione è sensibile agli inibitori delle metalloproteasi. Almeno alcuni dei *sema4D* espressi nelle piastrine sono inizialmente localizzati sulla superficie cellulare e l'attivazione piastrinica porta ad una proteolisi dovuta alle metalloproteasi che rilasciano un frammento più grande e uno più piccolo a ridosso della membrana. La velocità con la quale *sema4D* è eliminato dalle piastrine attivate, come quella della eliminazione di CD40L, rallenta il ritmo dell'aggregazione piastrinica, quindi alcuni esodomini dei *sema4D* sono protetti negli spazi tra piastrine, mentre il resto di essi è eliminato a valle (Fig. 4.6).

Il gene specifico per l'arresto dello stimolo proliferativo indotto dal PDGF (*Gas6*) codifica per una proteina secreta simile alla proteina S. Come la proteina S, la sua sintesi richiede vitamina K come cofattore, e contiene residui di acido glutammico γ-carbossilato che permettono di legarsi ai fosfolipidi caricati negativamente in modo Ca^{++} dipendente. *Gas6* è espresso in alcuni tessuti, incluse le cellule della muscolatura vascolare liscia, e i livelli di espressione aumentano in seguito a danno vascolare. Il *Gas6* è stato trovato negli α-granuli delle piastrine. Dopo l'attivazione da parte della trombina di ADP, o di collagene, *Gas6* è secreto dalle piastrine. Esso è un ligando per le Tirosino-chinasi-recettoriali Axl, Sky, e Mer, tutte espresse sulle piastrine. *Gas6*, può legarsi a recettori sulla superficie piastrinica e provocare trasmissione del segnale che promuove la formazione e la stabilità della aggregazione piastrinica, forse legandosi a fosfolipidi carichi negativamente sulle piastrine adiacenti.

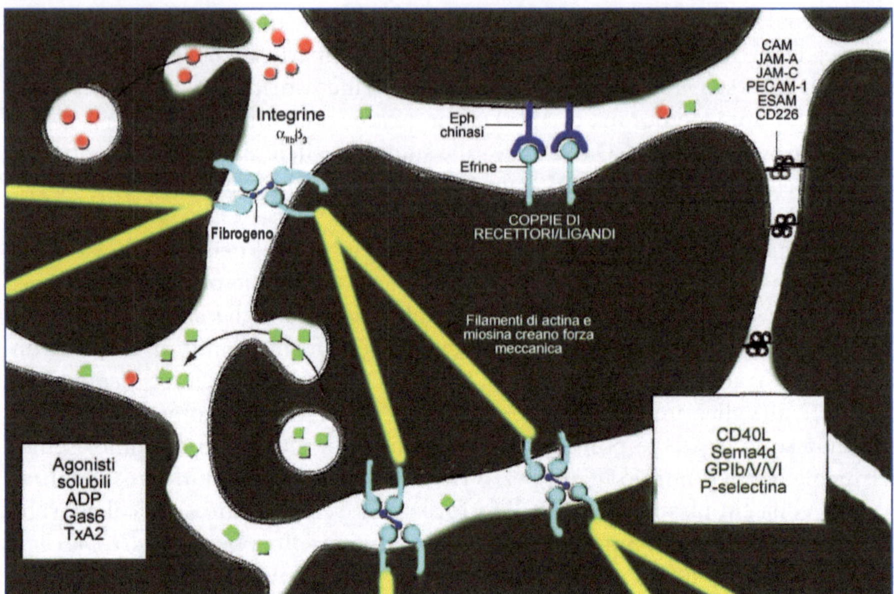

Fig. 4.6. Eventi che si verificano negli spazi tra le piastrine in una trombosi crescente, che sono abbastanza piccoli per l'integrina ed altre molecole di cellule d'adesione (CAMs) per interagire, e per l'interazione fra i recettori, come Eph chinasi e i loro ligandi sulle superfici delle cellule, le efrine. Lo spazio fra le piastrine offre anche un ambiente protetto, dove si possono accumulare gli agonisti solubili (ADP e TxA$_2$) e gli exdomini delle proteine, sulla superficie della piastrina. L'energia meccanica, generata dalla contrazione dei filamenti *actina/miosina*, può comprimere lo spazio fra le piastrine, migliorando contatti ed aumentando la concentrazione degli agonisti solubili (Modificata da: Brass LF, Zhu L, Stalker TJ (2005) Minding the gaps to promote thrombus growth and stability. J Clin Invest 115:3385-3392, con autorizzazione)

Risultati sperimentali implicano un ruolo per *Gas6* nella promozione della trasmissione del segnale esterno ed interno dell'integrina e nella continuazione e stabilizzazione della formazione di placche piastriniche. La maggior parte della secrezione dei granuli avviene dopo l'inizio dell'aggregazione, e *Gas6* secreto negli spazi confinati tra le piastrine può raggiungere alte concentrazioni e causare l'attivazione dei recettori.

Letture consigliate

Balogh I, Hafizi S, Stenhoff J, Hansson K et al (2005) Analysis of Gas6 in human platelets and plasma. Arterioscler Thromb Vasc Biol 25:1280-1286

Bartholomew JR, Kottke-Marchant K (1996) Hemostasis and thrombosis. In: Young GR, Olin GW, Bartholomew JR (eds) Peripheral vascular diseases. 2nd Ed. Mosby, pp 89-107

Bazzoni G (2003) The JAM of junctional adhesion molecules. Curr Opin Cell Biol 15:525-530

Brass LF, Zhu L, Stalker TJ (2005) Minding the gaps to promote thrombus growth and stability. J Clin Invest 115:3385-3392

Dahlback B, Carlsson M, Svensson PJ (1993) Familial thrombophilia due to a previously unrecognized mechanism characterized by poor anticoagulant response to activated protein C: prediction of a cofactor to activated protein C. Proc Natl Acad Sci USA 90:1004-1008

Egeberg O (1965) Inherited antithrombin deficiency causing thrombophilia. Thromb Diath Haemorrh 13:516-530

MacFarlane RG (1964) An enzyme cascade in the blood clotting mechanism, and its function as a biochemical amplifier. Nature 202:498-499

Muller WA (2003) Leukocyte-endothelial-cell interactions in leukocyte transmigration and the inflammatory response. Trends Immunol 24:327-334

Obergfell A, Eto K, Mocsai A et al (2002) Coordinate interactions of Csk, Src and Syk kinases with αIIbβ3 initiate integrin signaling to the cytoskeleton. J Cell Biol 157:265-275

Santoso S, Sachs UJ, Kroll H et al (2002) The junctional adhesion molecule 3 (JAM-3) on human platelets is a counterreceptor for the leukocyte integrin Mac-1. J Exp Med 196:679-691

Shattil SJ, Newman PJ (2004) Integrins: dynamic scaffolds for adhesion and signaling in platelets. Blood 104:1606-1615

CAPITOLO 5

Fisiopatologia del sistema circolatorio

Regolazione del sistema vasale

La funzione principale della circolazione arteriosa sistemica e polmonare è quella di distribuire il sangue al letto capillare dell'organismo. Le arteriole, componenti terminali di tale sistema, regolano la distribuzione ai letti capillari. Fra il cuore e le arteriole vi sono l'aorta, l'arteria polmonare e i loro rami principali che formano un sistema di condotti di notevole volume e distensibilità. Tutto il sistema arterioso è composto da condotti elastici e con tratti terminali che offrono alta resistenza al flusso sanguigno e costituisce un *filtro idraulico* (simile ai filtri di capacitanza e resistenza elettrici) che trasforma la gittata intermittente proveniente dal cuore in un flusso continuo attraverso i capillari.

Il volume di sangue che costituisce la gittata sistolica, la quale occupa in genere circa 1/3 della durata dell'intero ciclo cardiaco, entra nel sistema arterioso. Gran parte di esso viene pompata durante la fase di eiezione rapida, che occupa circa la metà dell'intera sistole. Parte dell'energia spesa nella contrazione cardiaca si trasforma in flusso capillare anterogrado e la rimanente diventa energia potenziale grazie alle elasticità delle arterie, le cui pareti si dilatano. Durante la diastole, il loro ritorno nelle posizioni iniziali trasforma tale energia potenziale in flusso capillare; se le pareti fossero rigide il flusso capillare cesserebbe durante la diastole (Fig. 5.1).

Si consideri in primo luogo il flusso continuo di un fluido, alla velocità di 100 ml/s, lungo un sistema idraulico dotato di resistenza pari a 1 mmHg/ml/s: tale combinazione di flusso e resistenza dà una pressione costante di 100 mmHg.

Ogni piccolo incremento volumetrico, dV, viene moltiplicato per la pressione P in quel dato momento, e il prodotto viene integrato lungo l'intervallo temporale di interesse (t_2-t_1), fino ad ottenere il lavoro totale (W); in condizioni di flusso continuo, $W = PV$. Il lavoro compiuto per pompare il fluido nel tempo di 1 secondo sarebbe pari a 10.000 mmHg/ml, o $1,33 \times 10^7$ dine/cm. Se il sistema possedesse un'elevata distensibilità, il passaggio del sangue nel sistema cardiaco avrebbe notevole efficacia e la pressione resterebbe sostanzialmente costante lungo l'intero ciclo. Dei 100 ml di fluido pompati durante 0,5 s di sistole, soltanto 50 ml potrebbero attraversare il tratto di efflusso ad alta resistenza nel sistema. I rimanenti 50 ml rimarrebbero all'interno dei condotti distensibili, da cui verrebbero pompati soltanto durante la diastole successiva. Pertanto la pressione rimarrebbe virtualmente costante (a livello di 100 mmHg) durante l'intero ciclo ed il lavoro compiuto sareb-

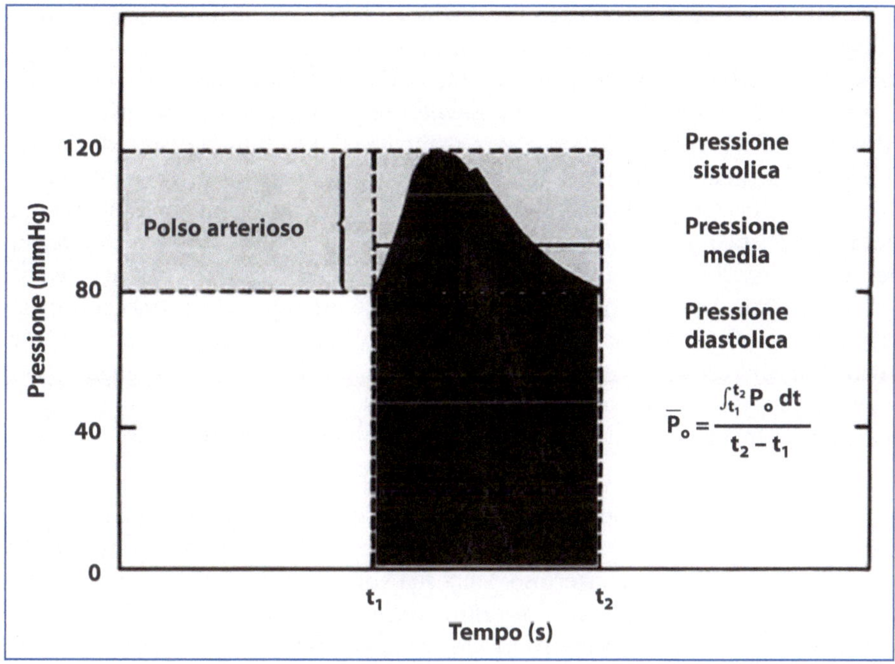

Fig. 5.1. Pressione arteriosa sistolica e diastolica, polso arterioso e pressione media. La pressione arteriosa media corrisponde all'area sottesa alla curva di pressione arteriosa divisa per la durata del ciclo cardiaco (t_2-t_1) (Modificata da: Levy MN, Pappano AJ (2007) Cardiovascular Physiology. 9th Ed. Mosby Physiology Monograph Series, pp 288, con autorizzazione)

be anch'esso pari alla metà del precedente. Se il sistema di filtraggio fosse perfetto il lavoro sarebbe identico a quello compiuto in condizioni di flusso continuo.

Le proprietà elastiche delle pareti arteriose possono essere illustrate considerando il *rapporto pressione statica/volume* a livello dell'aorta. Per ogni valore di pressione arteriosa al di sopra di 80 mmHg, la capacitanza venosa decresce con l'età e sta ad indicare la sua dipendenza dall'aumentata rigidità delle pareti arteriose, dovuta alla variazione progressiva del contenuto di collagene ed elastina. Il cuore non è in grado di pompare con pari rapidità la stessa gittata in un sistema arterioso rigido: con il ridursi della capacitanza, il picco della pressione arteriosa si sposta progressivamente verso la fase telesistolica. Pertanto, la fase di eiezione rapida risulta prolungata in maniera significativa man mano che si riduce la capacitanza aortica. Un quadro complessivo della elasticità arteriosa non è ricavabile sulla sola base delle curve pressione-volume di tipo statico. Attraverso *curve dinamiche* – ossia, registrando la pressione durante iniezione o prelievo continuati di fluido – si osserva che la pressione varia in funzione non soltanto del volume, ma anche della rapidità con la quale si verificano tali alterazioni volumetriche. Pertanto, la parete arteriosa ha proprietà *viscoelastiche* più che sole proprietà elastiche: infatti in un sistema esclusivamente elastico, la pressione dovrebbe variare in funzione del solo volume.

Prenderemo innanzitutto in considerazione i fattori che definiscono la *pressione arteriosa media*; passeremo quindi allo studio della *pressione arteriosa sistolica e diastolica*, in quanto limite rispettivamente superiore ed inferiore delle oscillazioni periodiche intorno alla pressione media; infine, verranno prese in esame le variazioni della pressione arteriosa man mano che l'onda pulsatile procede dall'origine dell'aorta ai capillari. I fattori determinanti la pressione arteriosa vengono distinti in "fisici" e "fisiologici". Il sistema arterioso viene assimilato a un sistema statico ed elastico; gli unici due fattori "fisici" sono il volume ematico all'interno del sistema arterioso e le caratteristiche elastiche (capacitanza) del sistema stesso.

La pressione arteriosa media (P_{am}) può essere ottenuta da un tracciato della pressione arteriosa in funzione del tempo misurando l'area sottesa alla curva e dividendo tale area per il tempo intercorso. La pressione arteriosa media può essere approssimata in maniera soddisfacente sulla base dei valori misurati di pressione sistolica (P_s) e diastolica (P_d), attraverso la formula seguente:

$$P_{am} = P_d + 1 / 3 \ (P_s - P_d) \tag{1}$$

Per semplicità, la pressione media verrà fatta dipendere unicamente dal volume ematico medio presente nel sistema arterioso e dalle proprietà elastiche delle pareti arteriose. Il volume arterioso, Va, a sua volta, dipende dall'afflusso, Q_i, del sangue proveniente dal cuore in direzione delle arterie *(portata cardiaca)*, e dall'efflusso, Q_o, proveniente dalle arterie attraverso i capillari *(portata periferica)*. In forma matematica:

$$dVa / dt = Q_i - Q_o \tag{2}$$

Se l'afflusso arterioso supera l'efflusso, il volume arterioso aumenta, le pareti arteriose sono sottoposte a maggiore tensione e si osserva quindi un incremento della pressione; l'inverso si verifica se l'efflusso arterioso supera l'afflusso: quando invece l'afflusso è pari all'efflusso la tensione arteriosa resta costante.

In condizioni di controllo, se la portata cardiaca è di 5 1/min e la pressione arteriosa media (P_{am}) di 100 mmHg, si ha che

$$R = (P_{am} - P_{ad}) / Q_o \tag{3}$$

dove per R si intende la resistenza totale periferica e P_{ad} è la pressione atriale destra.

Se P_{ad} è trascurabile rispetto a P_{am}, si ha:

$$R \approx P_a / Q_o. \tag{4}$$

Nell'esempio in questione, R è pari a 100/5, ossia a 20 mmHg/l/min.

Supponiamo adesso che la portata cardiaca Q_i aumenti improvvisamente a 10 1/min. Inizialmente P_{am} non presenterà variazioni, e poiché l'efflusso Q_o dalle arterie dipende da P_{am} e da R, anche Q_o resterà costante. Pertanto se Q_i è pari a 10 1/min sarà maggiore di Q_o, che resta al livello di 5 1/min; ciò provocherà l'aumento del volume di sangue arterioso medio (V_{am}), e, per l'equazione (2), se $Q_i >$ Q_o allora dVa/dt > 0, ossia il volume aumenta.

Poiché P_{am} dipende dal volume di sangue arterioso medio (V_{am}) e dalla capacitanza arteriosa (Ca), ogni aumento di V_{am} provocherà un incremento di P_{am}:

$$Ca = dVa / dP_{am} \tag{5}$$

pertanto

$$dV_a = Ca \times dP_{am} \tag{6}$$

e

$$dV_a / dt = Ca \times dP_{am} / dt \tag{7}$$

e poiché dall'equazione (2): $dV_a / dt = Q_i - Q_o$
sostituendo nella (7) si ha:

$$Q_i - Q_o = Ca \times dP_{am} / dt \tag{8}$$

e quindi

$$dP_{am} / dt = Q_i - Q_o / Ca \tag{9}$$

Pertanto P_{am} aumenta se $Q_i > Q_o$, si riduce se $Q_i < Q_o$ e resta costante se $Q_i = Q_o$.

La pressione media (P_{am}) corrisponde ad un volume medio di sangue arterioso, V_{am}. Durante la diastole, il flusso di sangue nelle regioni periferiche continua in assenza dell'eiezione ventricolare, e P_{am} e V_{am} diminuiscono fino a raggiungere i rispettivi valori minimi (P_i e V_i) immediatamente prima dell'eiezione ventricolare successiva. P_{am} è pertanto, per approssimazione, la *pressione diastolica*. Durante la fase di eiezione rapida in sistole, il volume di sangue spinto nel sistema arterioso è maggiore di quello che ne esce attraverso le arterie. Il volume arterioso massimo (V_2) viene raggiunto al termine della fase di eiezione rapida e corrisponde ad una pressione di picco (P_2) che rappresenta la *pressione sistolica*. La *pressione differenziale* è la differenza fra la pressione sistolica e quella diastolica e corrisponde ad un *incremento di volume* (V_2-V_1). Tale incremento è pari al volume di sangue pompato dal ventricolo sinistro durante la fase di eiezione rapida, meno il volume di sangue che ha raggiunto la circolazione periferica durante questa stessa fase del ciclo cardiaco. Quando un cuore normale batte ad una frequenza normale, l'incremento volumetrico durante la fase di eiezione rapida costituisce una frazione considerevole della gittata sistolica (circa l'80%). È tale incremento che provoca l'aumento rapido del volume arterioso dal valore di V_1 a V_2 e, pertanto, l'aumento della pressione arteriosa dal livello diastolico a quello sistolico. Per stimare la capacitanza arteriosa, in quanto fattore determinante della pressione differenziale, si confrontano gli effetti relativi dello stesso incremento volumetrico (V_2-V_1) in un individuo giovane e in un soggetto anziano. Supponiamo che la portata cardiaca e le resistenze periferiche totali siano le stesse in entrambi i casi: P_a sarà la stessa. Lo stesso incremento volumetrico (V_2-V_1) provocherà una maggiore pressione differenziale nelle arterie dotate di minore distensibilità dell'individuo anziano rispetto alle arterie più distensibili dell'individuo in giovane età.

Ciò indurrà un maggiore carico di lavoro per il ventricolo sinistro dell'anziano, anche se gittata sistolica, resistenze periferiche totali (RPT) e pressione arteriosa media sono equivalenti nei due individui. La pressione sistolica a livello del ginocchio supera di 39 mmHg quella rilevata nell'arco aortico, e la porzione diastolica dell'onda può presentare una sorta di "gobba". Tali alterazioni sono particolarmente marcate negli individui in giovane età, mentre si riducono col passare degli anni. Nei soggetti anziani con arterie scarsamente distensibili l'onda di polso può essere trasmessa in maniera sostanzialmente immutata dall'aorta ascendente alla periferia. L'attenuazione delle componenti ad alta frequenza del profilo di polso arterioso dipende dalle proprietà viscoelastiche delle pareti arteriose. Nelle unità di terapia intensiva è possibile introdurre aghi o cateteri nelle arterie periferiche dei pazienti per misurare direttamente la pressione arteriosa attraverso calibri a tensione. Tuttavia, normalmente la pressione sanguigna viene rilevata in *maniera indiretta* attraverso uno *sfigmomanometro*. Tale strumento è formato da un manicotto non distensibile che contiene un involucro gonfiabile; il manicotto viene avvolto intorno ad un arto in maniera che l'involucro gonfiabile venga a trovarsi fra il manicotto e la cute, esattamente all'altezza dell'arteria da comprimere. La compressione avviene gonfiando l'involucro attraverso una pompa di gomma fino ad arrivare ad una pressione superiore alla pressione arteriosa sistolica. La pressione nell'involucro viene misurata tramite un manometro a mercurio e viene fatta scendere lentamente tramite una valvola ad ago posta nella peretta di gonfiaggio. Quando le letture di pressione vengono effettuate al braccio, è possibile stimare la pressione sistolica palpando a livello del polso l'arteria radiale (metodo palpatorio). Se la pressione nell'involucro supera quella sistolica non si percepirà alcun polso; non appena la pressione scende al di sotto del livello sistolico una piccola quantità di sangue attraverserà l'arteria brachiale in corrispondenza del manicotto durante il picco della sistole, e sarà possibile percepirne il passaggio a livello del polso.

Il *metodo ascoltatorio* è più sensibile e pertanto più preciso ai fini della misurazione della pressione sistolica e, inoltre, consente di valutare anche quella diastolica. Il medico ascolta con un *fonendoscopio* applicato sullo spazio antecubitale all'altezza dell'arteria brachiale; finché la pressione nel manicotto supera quella sistolica, l'arteria brachiale è occlusa e non si odono toni; quando la pressione scende di poco al di sotto di quella sistolica, la piccola quantità di sangue che riesce a passare al di sotto del manicotto produce dei suoni di percussione (detti *toni di Korotkoff*) ad ogni battito cardiaco. La pressione alla quale viene udito il primo tono rappresenta la pressione sistolica: essa corrisponde in genere alla pressione sistolica misurata direttamente, ed è di pochi mmHg superiore alla pressione valutabile con il metodo palpatorio. Man mano che la pressione nel manicotto continua a scendere, aumenta la quantità di sangue che passa al di sotto del manicotto stesso per ogni battito e i suoni si fanno più potenti. Quando la pressione nel manicotto si avvicina al livello diastolico, i toni di Korotkoff si smorzano progressivamente, e appena la pressione scende al di sotto di quella diastolica, essi scompaiono del tutto. Ciò indica appunto il raggiungimento della pressione diastolica. L'origine dei toni di Korotkoff è legata al volume di sangue che passa al di sotto del manicotto e incontra una colonna di sangue statica. L'impatto e le turbolenze che vengono a crearsi generano vibrazioni udibili; una volta che la pressione nel manicotto è inferiore a quella diastolica, il flusso nell'arteria brachiale è continuo e i toni di Korotkoff scompaiono.

La circolazione periferica e i meccanismi di controllo

La circolazione periferica è sottoposta sostanzialmente a un doppio controllo: un controllo centrale, del sistema nervoso, e un controllo locale a livello tissutale, dovuto alle condizioni del tessuto perfuso e del microcircolo. In alcune aree dell'organismo – quali l'epidermide e le regioni splancniche – predomina la regolazione nervosa del flusso ematico, mentre in altre – quali il cuore e l'encefalo – tale meccanismo svolge un ruolo minore.

I vasi che regolano la velocità di flusso nell'intero organismo sono detti vasi di resistenza e sono le arteriole. Offrono la massima resistenza al flusso sanguigno pompato dal cuore e sono pertanto importanti per il mantenimento della pressione arteriosa. Nella struttura parietale delle arteriole prevalgono le fibre muscolari lisce, per cui il lume del vaso può essere totalmente chiuso per la intensa contrazione della muscolatura liscia vascolare, oppure presentare una dilatazione massima a seguito del suo rilasciamento totale. Alcune arteriole possono serrarsi in qualunque momento e talvolta la contrazione della muscolatura vascolare liscia è parziale.

Dalla muscolatura vascolare liscia dipende il controllo delle resistenze periferiche totali, del tono arterioso e venoso e la distribuzione del flusso ematico nell'organismo. Le cellule di tale muscolatura sono mononucleate e fusiformi; generalmente sono disposte in strati elicoidali o circolari intorno ai vasi sanguigni di maggior calibro, mentre formano un unico strato circolare attorno alle arteriole. Inoltre, porzioni delle cellule endoteliali si proiettano nello strato di muscolatura vascolare liscia (giunzioni mioendoteliali) lungo il decorso delle arteriole. La stretta correlazione fra contrazione e potenziali di azione, che si osserva nelle cellule della muscolatura scheletrica e cardiaca, manca in quella vascolare liscia, nella quale sono assenti i tubuli trasversi.

Variazioni graduali del potenziale di membrana si associano di frequente a variazioni della forza contrattile che è in genere dovuta a stimoli di origine nervosa o bioumorale.

Il comportamento della muscolatura liscia varia a seconda dei vasi considerati: per esempio, alcuni – e, in particolare, quelli appartenenti alla circolazione portale o mesenterica – contengono fibre muscolari lisce orientate in senso longitudinale e dotate di attività spontanea, il cui potenziale d'azione è correlato alle fasi di contrazione e all'accoppiamento elettrico intercellulare.

Le cellule della muscolatura vascolare liscia contengono filamenti actinici fini e un numero ridotto di filamenti miosinici spessi. Tali filamenti sono allineati secondo l'asse lungo della cellula, ma non formano sarcomeri striati. Rispetto alla muscolatura scheletrica, le fibre muscolari lisce si contraggono in maniera molto lenta e sviluppano forze di grande intensità, che sono in grado di mantenere per lunghi periodi di tempo con ridotto dispendio di ATP.

L'interazione fra miosina e actina, che provoca la contrazione, è controllata dalla concentrazione mioplasmatica di Ca^{++}, come avviene per gli altri muscoli; tuttavia, il meccanismo molecolare attraverso il quale il Ca^{++} regola la contrazione è di tipo diverso. Nella muscolatura liscia mancano la troponina e i canali rapidi del Na^+. L'aumento della concentrazione mioplasmatica di Ca^{++}, che innesca la fase di contrazione, può provenire da depositi intracellulari situati nel reticolo sarcoplasmatico, e viene successivamente eliminato dalla membrana al plasma – oppure penetrare nelle cellule a seguito dell'aumento della permeabilità al calcio della membrana stessa. Gli ioni Ca^{++} vengono eliminati dall'interno della cellula attraverso la pompa del calcio posta nella membrana cellulare.

La maggioranza delle arterie e delle vene sono innervate, in misura diversa, da fibre appartenenti al sistema nervoso simpatico, che hanno un effetto tonico sui vasi, come dimostra il fatto che la resezione delle terminazioni simpatiche provoca l'aumento del flusso sanguigno. L'attivazione della stimolazione simpatica aumenta la resistenza vascolare, mentre il parasimpatico tende a ridurla, ma esso innerva solo una frazione minima dei vasi sanguigni dell'organismo.

In molti tessuti il flusso sanguigno sembra dipendere dall'attività metabolica presente. Alterazioni indotte nella pressione di perfusione in presenza di livelli costanti di metabolismo tissutale dell'O_2 inducono variazioni delle resistenze vascolari che tendono a mantenere costante il flusso ematico.

Il calcolo delle resistenze nel letto vascolare (pressione/flusso) in condizioni di equilibrio indica che all'aumento della pressione di perfusione le arteriole si contraggono, mentre al ridursi di tale pressione si dilatano.

Vi sono tre ipotesi principali per spiegare i meccanismi responsabili dell'invarianza di flusso, pur in presenza di alterazioni della pressione di perfusione:

1) *Ipotesi della pressione tissutale*

L'aumento della pressione di perfusione induce un aumento del volume sanguigno nel tessuto e un passaggio netto di fluido dalla regione intravascolare a quella extravascolare: l'aumento conseguente della pressione tissutale può comprimere i vasi a parete sottile (capillari, venule e vene), riducendo in tal modo il flusso verso il tessuto stesso. La riduzione della pressione di perfusione avrebbe invece l'effetto opposto.

2) *Ipotesi miogenica*

Nell'ipotesi miogenica, la muscolatura vascolare liscia si contrae in risposta ad un aumento di tensione, mentre si rilascia al ridursi della tensione stessa. Pertanto l'incremento iniziale di flusso dovuto all'aumento brusco della pressione di perfusione che distende in maniera passiva i vasi sanguigni sarebbe seguito dal ritorno del flusso al livello basale precedente.

Se la risposta contrattile è dovuta all'aumento della tensione della parete vascolare e non allo stiramento delle fibre muscolari, allora è possibile, sulla base dell'equazione di Laplace[1]. L'aumento della pressione di perfusione provoca l'incremento della pressione sulle pareti vascolari e, in seguito allo stiramento passivo, aumenta il raggio vasale nonché la tensione parietale. La costrizione del vaso, in risposta all'aumento della tensione, provoca la riduzione del calibro, fino ad un valore inferiore a quello originale, per cui il risultato finale dell'interazione fra aumento della pressione e riduzione del calibro vascolare è il ritorno ai livelli basali.

---

[1] Equazione di Laplace: $CT = P_2$, dove T è la tensione della parete vascolare, P è la pressione transmurale e l'indice è il raggio del vaso. La tensione paretale corrisponde alle forze per unità di lunghezza tangenziale alla parete vascolare che si oppone alla forza distensiva P_2.

3) *Ipotesi metabolica*

Secondo l'ipotesi metabolica, il flusso sanguigno è regolato dall'attività metabolica tissutale e qualunque intervento che riduca l'apporto di O_2 rispetto al fabbisogno dei tessuti provoca la formazione di metaboliti vasodilatatori, che vengono liberati dai tessuti e agiscono localmente dilatando le arteriole; quando il tasso metabolico dei tessuti aumenta, oppure si riduce l'apporto di O_2 ai tessuti stessi, una maggiore quantità di vasodilatatori viene immessa in circolo ed aumenta la concentrazione tissutale di metaboliti. Quando l'attività metabolica si riduce, a pressione di perfusione costante, o, viceversa, se la pressione di perfusione aumenta in presenza di attività metabolica costante, la concentrazione tissutale degli agenti vasodilatatori si riduce in misura proporzionale. La riduzione della formazione di tali metaboliti, o l'incremento del *washout* e/o dell'inattivazione dei metaboliti stessi, inducono l'aumento delle resistenze precapillari.

Le variazioni nella tensione di O_2 possono indurre alterazioni nello stato contrattile della muscolatura vascolare liscia; un aumento di Po_2 ne provoca la contrazione, mentre una riduzione provoca rilasciamento. Se Po_2 si riduce in misura significativa prima che il sangue arterioso raggiunga le arteriole, alterazioni anche minime nell'apporto o nel consumo di ossigeno possono indurre la loro contrazione o rilasciamento. Misurazioni dirette di Po sembrano indicare che per un'ampia gamma di valori (da 11 a 343 mmHg) non esiste alcuna correlazione fra la tensione di O_2 e il diametro arteriolare.

L'ipotesi di un controllo metabolico delle resistenze vascolari tramite l'immissione in circolo di un agente vasodilatatore ha significato in quanto esiste un tono vascolare basale. Tale attività tonica della muscolatura vascolare liscia, a differenza del tono della muscolatura scheletrica, non dipende dal sistema nervoso. Al tono basale nei vasi sanguigni contribuiscono uno o più dei seguenti elementi:
1) l'espressione dell'attività miogenica in risposta alla tensione esercitata dalla pressione sanguigna;
2) l'alto livello di O_2 nel sangue arterioso;
3) la presenza di ioni Ca^{++}.

Alcune aree del midollo allungato influenzano l'attività cardiovascolare.

Gli effetti dovuti alla stimolazione della regione dorso laterale del midollo allungato sono principalmente la vasocostrizione, l'accelerazione della frequenza cardiaca e l'aumento della contrattilità miocardica. In posizione caudale e ventromediale rispetto alla regione preposta al controllo della pressione si trova una zona che induce la riduzione della pressione sanguigna dopo stimolazione; tale area svolge la propria azione sia direttamente che tramite inibizione della regione pressoria nel midollo allungato. Le aree suddette comprendono un "centro" (in termini fisiologici, e non anatomici, dato che non si osserva un gruppo ben definito di cellule preposte), la cui stimolazione induce le risposte prima descritte. Dalle regioni vasocostrittrici numerose fibre discendono il midollo spinale e formano sinapsi a livelli diversi della regione toraco-lombare (da T1 a L2 o L3). Le fibre provenienti dalla materia grigia intermedio-laterale del midollo spinale emergono con le radici ventrali, mentre le fibre motrici si uniscono alle catene simpatiche paravertebrali attraverso fibre bianche, mielinate, comunicanti. Tali fibre pregangliari decorrono in posizione superiore o inferiore rispetto alle catene simpatiche, formando sinapsi a livello dei vari gangli all'interno delle catene stesse o in alcuni gangli esterni. I rami grigi postgangliari (non mielinati) si uniscono ai nervi spinali segmentali corrispondenti e vi si accompagnano fino alla periferia, andando quindi ad innervare le arterie e le vene. Le fibre simpatiche postgangliari provenienti dai vari gangli si uniscono alle grandi arterie e vi si accompagnano in forma di rete di fibre che va poi ad innervare le arteriole e le capacitanze venose.

Le regioni vasocostrittrici sono tonicamente attive e i riflessi o gli stimoli bioumorali in grado di incrementarne l'attività provocano un aumento della frequenza degli impulsi in arrivo alle estremità vascolari, dove un agente vasocostrittore (la noradrenalina) viene immesso in circolo provocando appunto la costrizione (effetto alfa-adrenergico) delle arteriole. L'inibizione delle aree vaso-costrittrici riduce la bioattività tonica, diminuendo pertanto la frequenza degli impulsi nelle fibre nervose efferenti, con una intensa vasodilatazione. La regolazione nervosa della circolazione periferica avviene in conseguenza di variazioni del numero degli impulsi che attraversano le fibre vasocostrittrici del sistema simpatico dirette ad innervare i vasi sanguigni.

Le regioni vasomotrici possono presentare alterazioni ritmiche dell'attività tonica, in forma di oscillazioni della pressione arteriosa. Queste oscillazioni possono accompagnare la frequenza della respirazione (onde di Traube-Hering) – e in tal caso conseguono all'incremento degli impulsi simpatici verso le arteriole in coincidenza con la fase di inspirazione – oppure possono essere indipendenti dalla respirazione, e si susseguono ad una frequenza inferiore rispetto a quest'ultima (onde di Mayer).

Le fibre vasocostrittrici del sistema simpatico innervano le arterie, le arteriole e le vene, ma l'influenza sui vasi di maggior calibro è di importanza funzionale assai minore rispetto a quella relativa alla microcircolazione. I vasi di capacitanza venosi rispondono in misura maggiore delle arteriole alla stimolazione simpatica, poichè raggiungono il picco della costrizione ad una frequenza di stimolazione inferiore. Tuttavia, essi non possiedono recettori beta-adrenergici, né rispondono ai vasodilatatori.

La noradrenalina è il neurotrasmettitore che viene liberato all'altezza delle terminazioni simpatiche nei vasi sanguigni, e molti fattori – quali la presenza di ormoni in circolo e, in particolare, di sostanze liberate in sede locale – possono alterare l'immissione in circolo di noradrenalina.

A pressione arteriosa costante, la stimolazione simpatica provoca la riduzione del flusso sanguigno (costrizione arteriolare) e del volume ematico tissutale (costrizione dei vasi venosi di capacitanza).

Oltre alle modificazioni attive del calibro vascolare, esistono anche delle alterazioni passive dovute unicamente alla variazione della pressione intraluminale; l'aumento della pressione intraluminale produce la distensione dei vasi, mentre una sua riduzione induce una riduzione del calibro. L'interruzione della stimolazione simpatica provoca il rilasciamento della muscolatura liscia dei vasi di capacitanza venosi, con ripristino del volume ematico preesistente. Le variazioni passive a carico di tali vasi sono minime rispetto a quelle dovute alla contrazione e al rilasciamento attivi della muscolatura liscia dei vasi stessi. In condizioni fisiologiche – nelle quali non si hanno riduzioni drastiche della pressione di perfusione nei tessuti periferici – il contributo dei fattori di resistenza passivi è ancora inferiore.

In condizioni basali, circa 1/3 del volume ematico di ogni tessuto può essere mobilizzato dopo stimolazione simpatica a frequenze fisiologiche.

Il sangue lascia i vasi venosi di capacitanza in risposta a stimoli fisiologici. Durante lo sforzo, la stimolazione delle fibre nervose simpatiche induce costrizione venosa e, pertanto, fa aumentare la pressione di riempimento cardiaco.

Sebbene gran parte del controllo nervoso della circolazione periferica avvenga attraverso le fibre adrenergiche vasocostrittrici simpatiche, esistono anche delle fibre simpatico-colinergiche che innervano le arteriole nella muscolatura scheletrica e nella cute. La stimolazione delle terminazioni simpatiche, che innervano i vasi sanguigni, provoca vasocostrizione; se l'effetto di costrizione adrenergica risulta impedito da un agente bloccante dei recettori adrenergici, o se si ha deplezione dei depositi di noradrenalina a livello nervoso dopo trattamento con reserpina, la stimolazione suddetta provoca una dilatazione attiva che può essere arrestata dalla somministrazione di atropina.

Una piccola parte della vasodilatazione osservabile dopo attivazione dei barocettori consegue forse all'intervento delle fibre nervose simpatico-colinergiche. Tali fibre originano nella corteccia motrice dell'encefalo, e attraversano l'ipotalamo e la regione ventrale del midollo prima di raggiungere le altre fibre simpatiche nel midollo spinale. L'attivazione del sistema simpatico-colinergico provoca un aumento iniziale del flusso sanguigno, che in seguito, pur riducendosi, rimane per l'intera durata della stimolazione. Le fibre non sembrano possedere alcuna attività tonica. Le fibre efferenti appartenenti alla porzione craniale del sistema parasimpatico innervano i vasi sanguigni a livello cervicale e degli organi interni, mentre le fibre dalla porzione sacrale vanno ad innervare i vasi sanguigni della regione genitale, della vescica e dell'intestino crasso. La muscolatura scheletrica e l'epidermide non sono invece raggiunte dall'innervazione parasimpatica. Poiché solo una minima parte delle arteriole nell'organismo possiede fibre parasimpatiche, l'influenza di tali fibre colinergiche sulle resistenze vascolari totali è estremamente ridotta. La Figura 5.2 rappresenta lo schema dell'attività nervosa nella regione vasomotrice.

Un tempo si riteneva che gli impulsi vasomotori procedessero in senso antidromico lungo i nervi sensori del midollo spinale; tuttavia, a parte gli impulsi antidromici osservabili nel riflesso assonico, non esistono prove definitive che i nervi spinali trasmettano gli impulsi dal midollo ai vasi sanguigni periferici.

L'adrenalina e la noradrenalina hanno notevole influenza sui vasi periferici. Nella muscolatura scheletrica basse concentrazioni di adrenalina fanno dilatare le arteriole (effetto beta-adrenergico), mentre in concentrazioni elevate essa provoca vasocostrizione (effetto alfa-adrenergico). Soltanto a livello cutaneo l'adrena-

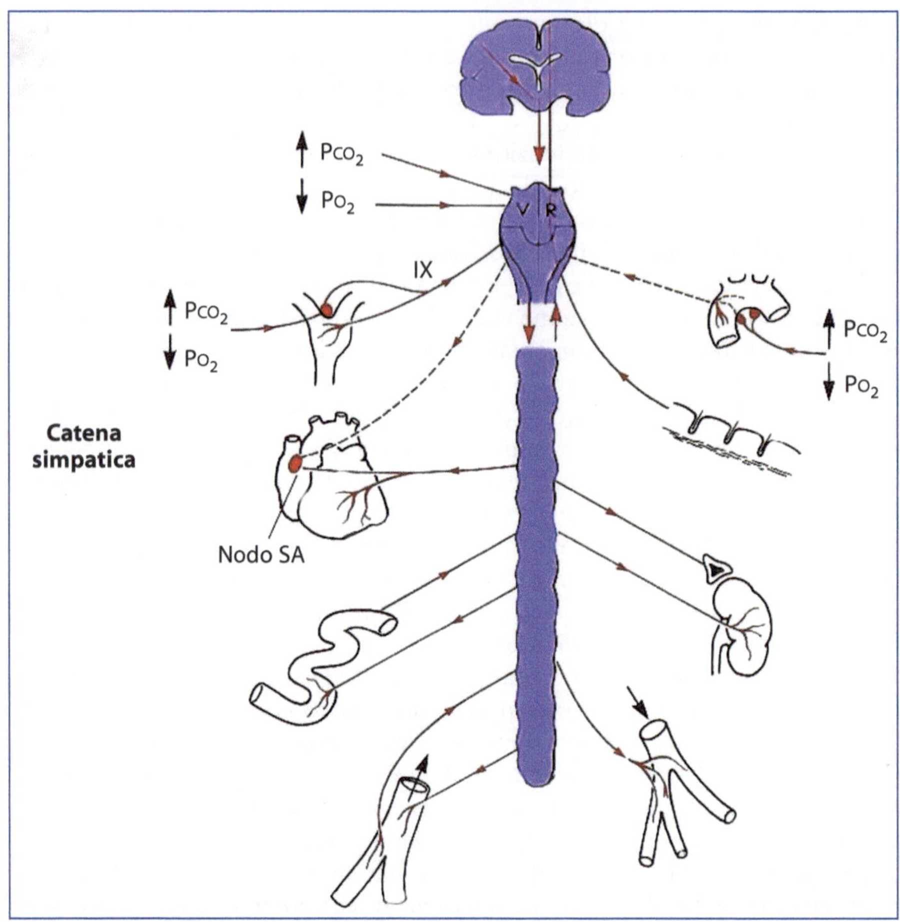

Fig. 5.2. Schema dell'attività nervosa nella regione vasomotrice. IX è il nervo glossofaringeo (Modificata da: Levy MN, Pappano AJ (2007) Cardiovascular Physiology. 9th Ed. Mosby Physiology Monograph Series, p 143, con autorizzazione)

lina provoca vasocostrizione, mentre la noradrenalina induce vasocostrizione in tutti i distretti vascolari. La stimolazione delle ghiandole surrenali induce la liberazione di adrenalina e noradrenalina; tuttavia, in condizioni fisiologiche, il loro effetto ha minore importanza rispetto alla liberazione di noradrenalina da parte delle terminazioni nervose simpatiche.

Le aree del midollo allungato che mediano gli impulsi simpatici e vagali sono soggette all'azione degli impulsi nervosi originatisi a livello dei barocettori, dei chemocettori, dell'ipotalamo, della corteccia cerebrale e della cute; inoltre, esse rispondono alle variazioni nella concentrazione ematica di CO_2 e O_2.

I barocettori (o pressocettori) sono recettori di tensione situati nei seni carotidei (piccole aree appartenenti alle carotidi interne, poste in prossimità dell'origine di queste arterie dalle arterie carotidi comuni) e nell'arco aortico. Gli impulsi provenienti dal seno carotideo risalgono il nervo di Hering fino a raggiungere il nervo glossofaringeo e, attraverso quest'ultimo, il nucleo del *tractus solitarius* (NTS) nel midollo allungato. La stimolazione di NTS inibisce gli impulsi simpatici diretti alla vascolatura periferica, mentre le lesioni di NTS inducono vasocostrizione.

Gli impulsi originatisi nei barocettori situati sull'arco aortico raggiungono l'NTS tramite fibre afferenti nelle terminazioni nervose vagali; le terminazioni nervose dei barocettori situati sulle pareti del seno carotideo e dell'arco aortico rispondono alla tensione e deformazione del vaso indotte dall'aumento della pressione arteriosa. La frequenza di emissione degli impulsi aumenta con la pressione sanguigna e si riduce al ridursi di quest'ultima. L'aumento della frequenza osservabile, ad esempio, dopo un incremento della pressione arteriosa inibisce le regioni vasocostrittrici e provoca vasodilatazione periferica associata a riduzione della pressione sanguigna. Alla diminuzione di quest'ultima contribuisce anche la bradicardia dovuta alla stimolazione vagale.

I barocettori situati sul seno carotideo e sull'arco aortico non sono equipollenti per quanto riguarda gli effetti sulle resistenze periferiche in risposta a variazioni della pressione. I barocettori situati sul seno carotideo sono infatti più sensibili di quelli sull'arco aortico: le variazioni pressorie nel seno carotideo suscitano alterazioni più consistenti della pressione di perfusione e, pertanto, delle resistenze vascolari rispetto ad alterazioni equivalenti della pressione nell'arco aortico. Tuttavia, in presenza di alterazioni pulsatili della pressione sanguigna i due tipi di barocettori rispondono in maniera analoga.

La soglia pressoria per tale emissione, riferita alle terminazioni nervose nel seno carotideo, è di circa 50 mmHg, mentre il picco viene raggiunto intorno ai 200 mmHg. Poiché i barocettori presentano un certo grado di adattamento, la loro risposta a qualunque livello di pressione arteriosa è maggiore in presenza di pressione differenziale più elevata. Riducendo la pressione differenziale nei seni carotidei con una camera ad aria (Windkessel) a pressione media costante, gli impulsi elettrici rilevabili in una fibra nervosa del seno si riducono, mentre aumenta la pressione arteriosa sistemica. Il ripristino della pressione differenziale nel seno carotideo riporta ai livelli basali la pressione aortica sistemica e la frequenza di emissione degli impulsi da parte delle terminazioni nervose nel seno carotideo.

L'aumento delle resistenze vascolari periferiche che fa seguito al calo pressorio nel seno carotideo può variare a seconda del letto vascolare considerato, con conseguente ridistribuzione del flusso ematico. Ogni aumento della pressione nel seno carotideo provoca un calo minore della pressione arteriosa sistemica rispetto a quanto si verifica in condizioni normali: in altri termini, la soglia dei barocettori aumenta in presenza di ipertensione, per cui essi sono meno sensibili alle variazioni della pressione transmurale.

In alcuni individui il seno carotideo è estremamente sensibile alle variazioni pressorie. Per tale motivo, colletti particolarmente stretti o altre forme di pressione esterna sulla regione del seno carotideo possono provocare ipotensione grave e collasso (Fig. 5.3).

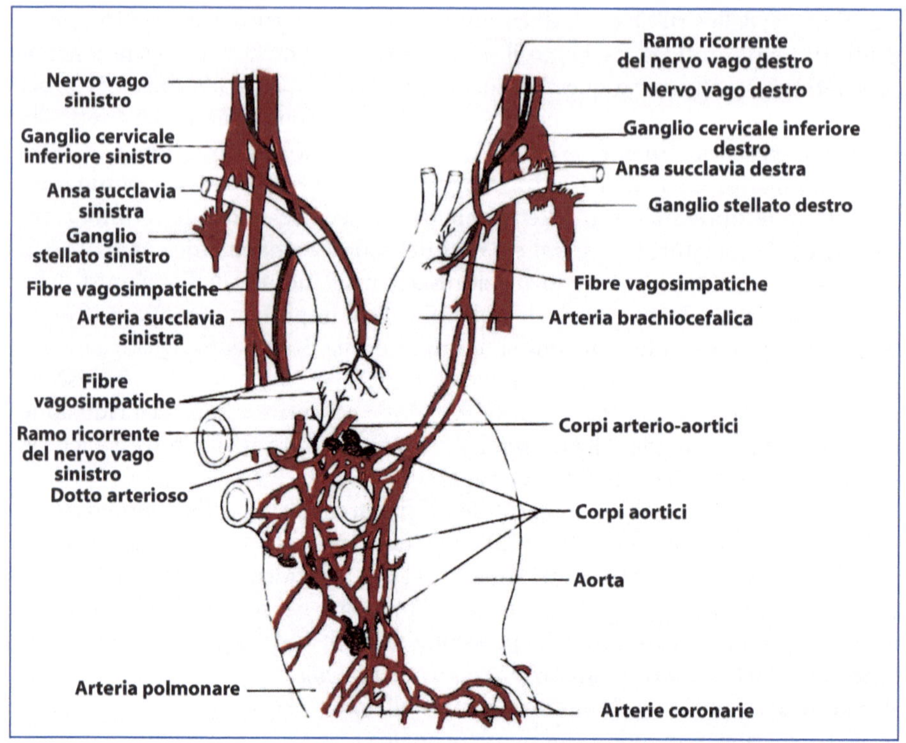

Fig. 5.3. Arco aortico (visto posteriormente) con rappresentazione dell'innervazione dei corpi aortici e dei pressocettori (Modificata da: Levy MN, Pappano AJ (2007) Cardiovascular Physiology. 9th Ed. Mosby Physiology Monograph Series, p 139, con autorizzazione)

Oltre ai barocettori situati sul seno carotideo e sull'arco aortico, esistono anche dei recettori cardiopolmonari dotati di terminazioni nervose afferenti ed efferenti di tipo vagale e simpatico. Tali riflessi cardiopolmonari sono tonicamente attivi e possono alterare le resistenze periferiche variando la pressione intracardiaca, venosa o polmonare. I recettori sono situati negli atri, nei ventricoli e nei vasi polmonari; se stimolati, inibiscono di riflesso il tono vasocostrittore simpatico dei vasi di resistenza, riducendo in tal modo la pressione sanguigna. Il ramo afferente di tale riflesso è formato da fibre nervose vagali; viceversa, le fibre simpatiche afferenti dei barocettori cardiopolmonari trasportano in direzione centrale impulsi deputati in primo luogo all'aumento del tono simpatico delle arteriole (effetto vasopressore). I recettori atriali sono di due tipi: quelli stimolati dalla contrazione atriale (recettori A) e quelli dalla distensione atriale (recettori B).

Anche i barocettori cardiopolmonari contribuiscono alla regolazione del tono vasomotore e dell'escrezione urinaria. La loro stimolazione inibisce la liberazione di angiotensina, aldosterone e vasopressina; l'interruzione della via riflessa ha effetti opposti.

Le variazioni nel volume urinario dovute all'intervento dei barocettori cardiopolmonari sono importanti ai fini della regolazione del volume ematico. La riduzione del volume ematico (ipovolemia), che fa seguito ad una emorragia, aumenta la vasocostrizione simpatica a livello renale e, quindi, la secrezione di renina, angiotensina, aldosterone ed ormone antidiuretico. La vasocostrizione renale (soprattutto di tipo arteriolare afferente) riduce il filtrato glomerulare e aumenta la liberazione di renina da parte dell'organo; la renina agisce su un precursore plasmatico generando angiotensina, la quale a sua volta favorisce la liberazione di aldosterone da parte della corteccia surrenale. L'aumentata secrezione dell'ormone antidiuretico incrementa il riassorbimento idrico. Il risultato netto è la ritenzione idrosalina da parte del rene, seguita da sensazione di sete; anche l'angiotensina può aumentare il tono arteriolare sistemico.

I recettori cardiopolmonari e i barocettori carotidei ed aortici contribuiscono alla regolazione complessiva della pressione sanguigna. Le risposte principali suscitate dalla stimolazione di tali recettori sono diverse a seconda del letto vascolare preso in considerazione; ad esempio, l'attivazione dei barocettori carotidei ha effetti notevoli sul letto vascolare splancnico, mentre interessa in minima parte le resistenze vascolari a livello dell'avambraccio. L'opposto vale per i recettori cardiopolmonari.

I chemocettori sono costituiti da piccole aree riccamente vascolarizzate poste nella regione dell'arco aortico, in posizione immediatamente mediale rispetto ai seni carotidei. Esse rispondono alle variazioni nei livelli di Po_2, Pco_2, e pH del sangue, e, sebbene contribuiscano soprattutto alla regolazione delle funzioni respiratorie, esercitano un'azione riflessa anche sulle regioni vasomotrici. La riduzione della tensione di O_2 nel sangue arterioso stimola i chemocettori, e l'aumento del numero di impulsi nelle fibre nervose afferenti che originano dai corpi aortici e carotidei stimola, a sua volta, le regioni vasocostrittrici innalzando il tono delle arteriole e delle vene di capacitanza. I chemocettori rispondono anche all'aumento della tensione di O_2 nel sangue arterioso (Pa_{o2}) e alla riduzione del pH, benché l'effetto riflesso sulle regioni vasomotrici del midollo sia molto minore rispetto a quello diretto, conseguente ad ipercapnia e somministrazione di idrogeno.

Il funzionamento ottimale dei riflessi cardiovascolari richiede l'integrità delle strutture pontine ed ipotalamiche. Tali strutture sono responsabili del controllo emotivo e comportamentale del sistema cardiovascolare. La stimolazione della regione ipotalamica anteriore riduce la pressione sanguigna e provoca bradicardia, mentre la stimolazione della regione ipotalamica postero-laterale provoca l'aumento della pressione e l'insorgenza di tachicardia. Nell'ipotalamo si trova inoltre un centro termoregolatore che agisce sui vasi cutanei: stimoli freddi applicati alla cute, oppure il raffreddamento del sangue che perfonde l'ipotalamo, provocano vasocostrizione cutanea con riduzione della dispersione di calore, mentre l'applicazione di uno stimolo caldo induce vasodilatazione cutanea con effetto opposto.

Anche la corteccia cerebrale può influire in misura significativa sulla distribuzione del flusso sanguigno: la stimolazione delle aree motrici e premotrici induce generalmente un aumento dei valori di pressione sanguigna; talvolta possono aversi invece vasodilatazione e calo della pressione (per esempio: rossore, sveni-mento), in risposta a stimoli di natura emotiva.

Gli incrementi della tensione arteriosa di O_2 stimolano le regioni vaso-costrit-trici, aumentando le resistenze periferiche. Ogniqualvolta il valore della tensione arteriosa di ossigeno scende al di sotto dei valori normali (come si verifica duran-te iperventilazione), il grado di attività tonica di tali aree e le resistenze periferi-che si riducono. Le regioni chemosensibili rispondono alle variazioni del pH: la riduzione del pH ematico stimola tali aree, mentre l'incremento del pH le inibi-sce. Gli effetti conseguenti alle variazioni della concentrazione di O_2 e del pH ematico sono forse mediati da variazioni del pH nel liquido cerebrospinale, ana-logamente a quanto sembra avvenire per il funzionamento del centro respirato-rio. Un calo modesto di O_2 stimola le regioni vasomotrici, mentre un calo di maggiore entità deprime l'attività vasomotrice, così come avviene in altre aree cerebrali.

Ossido nitrico, disfunzione vascolare ed aterosclerosi

L'ossido nitrico (NO, *Nitric Oxide*), un gas naturale generato dalle cellule endote-liali, gioca un ruolo fondamentale nella omeostasi vascolare, ostacolando, tra le varie azioni, la proliferazione delle cellule muscolari liscie vascolari (VSMC, *Vascular Smooth Muscle Cells*), conseguenza di diverse situazioni patologiche, inclusa l'aterosclerosi.

L'ossido nitrico regola anche le interazioni tra piastrine e leucociti con la pare-te arteriosa, l'aumento del tono vascolare e quindi l'omeostasi della pressione sanguigna. Esso interagisce con molte altre sostanze endogene vasoattive, come la prostaciclina (PGI_2), il trombossano, l'endotelina, l'angiotensina, il fattore iper-polarizzante derivato dall'endotelio (EDHF, *Endothelial Derived Hyperpolarizing Factor*), le specie reattive radicaliche dell'ossigeno, e altri radicali liberi, e la bra-dichinina. L'azione regolatoria del NO può essere ostacolata dallo stress fisico e psicologico, come anche dal vasospasmo, dall'infiammazione vascolare, dalla trombosi, dalla iperproliferazione anomala delle VSMC, dall'ipertensione ed ate-rosclerosi.

Alcuni agenti vasoattivi farmacologici esercitano effetti benefici diretti sull'en-dotelio attraverso le vie di trasduzione del segnale del NO. Molte di queste sostanze inducono la loro azione migliorando i meccanismi sensibili all'ossida-zione la cui azione deleteria porta a disfunzione vascolare e quindi alla malattia aterosclerotica.

Dalla sua iniziale scoperta anatomica, che si fa risalire a Leonardo da Vinci, l'endotelio è stato a lungo considerato solo una barriera fisica tra il sangue e il tessuto, finché Furchgott e colleghi hanno chiarito la sua funzione. Ogni alter-nativa patologica di questa funzione è stata definita "disfunzione endoteliale". Recenti studi sperimentali evidenziano come l'ipercolesterolemia e l'ipertensio-ne hanno effetti deleteri sinergici sulla funzione endoteliale coronarica. Una delle principali caratteristiche di tale disfunzione è la diminuzione della biodisponibilità del NO. Ciò può risultare da una diminuzione della NO sintetasi (eNOS, *Endothelial Nitric Oxide Synthase*) o da un aumento dell'inattivazione nel NO dovuto ad una produzione intensificata localmente dai ROS (*Reactive Oxygen Species*).

La dilatazione delle arterie isolate è dovuta all'endotelio e viene evocata dall'acetilcolina, perciò le cellule endoteliali aiutano anche a controllare il tono del sottostante muscolo liscio *in vivo* (Fig. 5.4).

Se le arterie coronariche isolate sono esposte a prodotti rilasciati dall'aggregazione piastrinica subiscono una forte contrazione. La contrazione è ridotta in modo considerevole se i vasi sanguigni contengono cellule endoteliali funzionali. Se il muscolo liscio delle arterie è attivato prima dell'esposizione all'aggregazione piastrinica, in assenza dell'endotelio si hanno ulteriori contrazioni mentre in sua presenza si osservano accentuate dilatazioni.

L'effetto dell'endotelio di ridurre le contrazioni, indotte dalle piastrine, contribuisce al suo ruolo protettivo nel cercare di evitare un'aggregazione piastrinica indesiderata, una coagulazione intravasale, una vasocostrizione nei vasi sanguigni con un'intima intatta. In ogni caso, se le cellule endoteliali sono rimosse (ad esempio in seguito a trauma) l'assenza di segnali inibitori dall'endotelio permette il pieno effetto vasocostrittore dei prodotti piastrinici (in particolare della serotonina e del trombossano A2), caratteristico della fase vascolare dell'emostasi (vedi Capitolo 4).

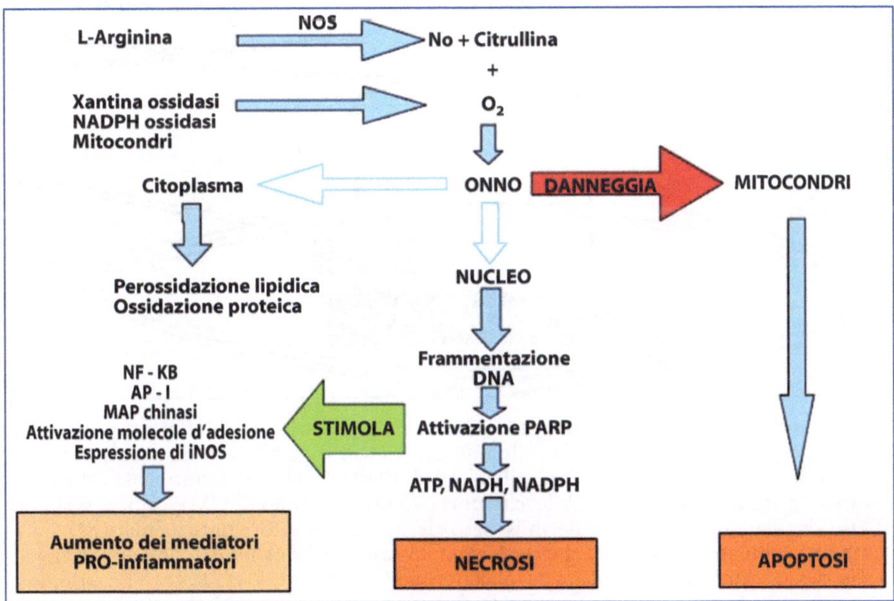

Fig. 5.4. Effetti biologici del NO nella parete arteriosa

Tra i differenti prodotti rilasciati dall'aggregazione piastrinica, la 5-idroxitriptamina (serotonina) e i nucleotidi della adenina come l'adenosina difosfato (ADP) e trifosfato (ATP) giocano il ruolo principale. Questi composti possono evocare importanti vaso dilatazioni, dipendenti dall'endotelio, mediati da recettori come il 5-HT1 e P2Y purinergico. Il fattore attivante delle piastrine (PAF, *Platelet Activating Factor*), contribuisce alla risposta endoteliale indotta dalle piastrine.

I nucleotidi dell'adenina e le serotonina non utilizzano la stessa via di trasduzione del segnale per evocare dilatazioni endotelio-dipendenti. Questa conclusione è ricavata dall'osservazione che la tossina *pertussis,* un inibitore di alcune proteine G (in particolare delle proteine Gi), indebolisce in modo considerevole le dilatazioni endotelio-dipendenti provocate dalla serotonina, ma non quelle provocate dall'ADP.

Dopo l'identificazione della prostaciclina fu identificato l'EDRF (*Endothelium-Derived-Relaxing-Factor*), solo successivamente si comprese che esso altro non era che l'NO, derivato dall'endotelio e prodotto dal metabolismo della L-arginina. Inoltre le cellule endoteliali generano il fattore iperpolarizzante (EDHF) (Fig. 5.5).

Gli esperimenti con arterie coronariche porcine isolate evidenziarono che l'NO è il maggiore mediatore nella risposta endotelio-dipendente alla serotonina, all'ADP e all'aggregazione piastrinica (Fig. 5.6).

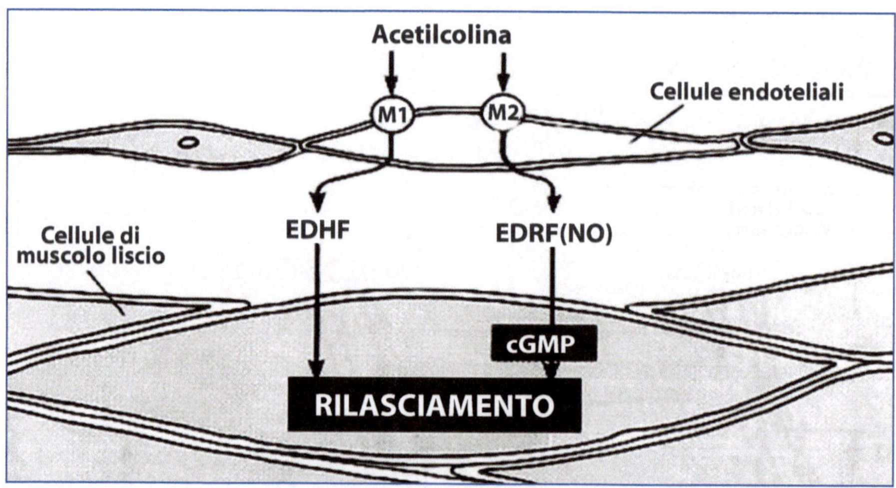

Fig. 5.5. Le cellule endoteliali se esposte ad acetilcolina rilasciano due fattori vasoattivi. L'EDHF iperpolarizza la membrana cellulare, iniziando così la dilatazione e/o rendendo il muscolo vascolare liscio più sensibile all'azione di EDRF (NO). Entrando nella cellula ed attivando la ciclasi guanilato solubile, che porta ad un accumulo di GMP ciclico, sostiene l'effetto di rilasciamento di cellule muscolari del vaso. I recettori muscarinici (M) sulla membrana cellulare endoteliale, che innescano il rilascio dei due fattori, non appartengono allo stesso sottotipo (Modificata da: Nakamura M, Vanhoutte PM (1991) The coronary circulation in physiological and pathophysiological states. Springer-Verlag, Tokyo, con autorizzazione)

Una delle maggiori scoperte in questo campo è stato il fatto che l'NO non solo inibisce profondamente il muscolo vascolare liscio, ma influisce anche sulla funzione delle piastrine, inibendone l'adesione all'endotelio; in più nell'inibizione dell'aggregazione piastrinica è sinergico con la prostaciclina (PGI$_2$). Così all'interfaccia tra il sangue e la parete dei vasi sanguigni, la secrezione dei prodotti derivati dall'endotelio esercita un feedback negativo sull'adesione e sull'aggregazione piastrinica.

Poche settimane dopo la *balloon denudation* dell'endotelio nell'arteria coronaria (tecnica che serve alla sua rimozione dal vaso), lo strato interno di cellule endoteliali si riforma. Queste nuove cellule endoteliali non inibiscono in modo significativo la risposta del vasocostrittore all'aggregazione piastrinica. Il difetto nella risposta alle piastrine è duraturo, ed è attribuito a una perdita della risposta alla serotonina. Questo difetto favorisce la progressione dell'aggregazione piastrinica con il risultante rilascio dei vasocostrittori serotonina e TxA$_2$, ma anche di PDGF. Così l'assenza di risposte (vasodilatatorie, antipiastriniche, endoteliodipendenti) all'aggregazione piastrinica ed alla trombina, generata durante l'attivazione della cascata della coagulazione, può spiegare la ricorrenza di trombosi e di vasospasmo in siti di precedenti lesioni endoteliali, e spiegare il processo che porta all'ispessimento intimale, caratteristica precoce dell'aterosclerosi.

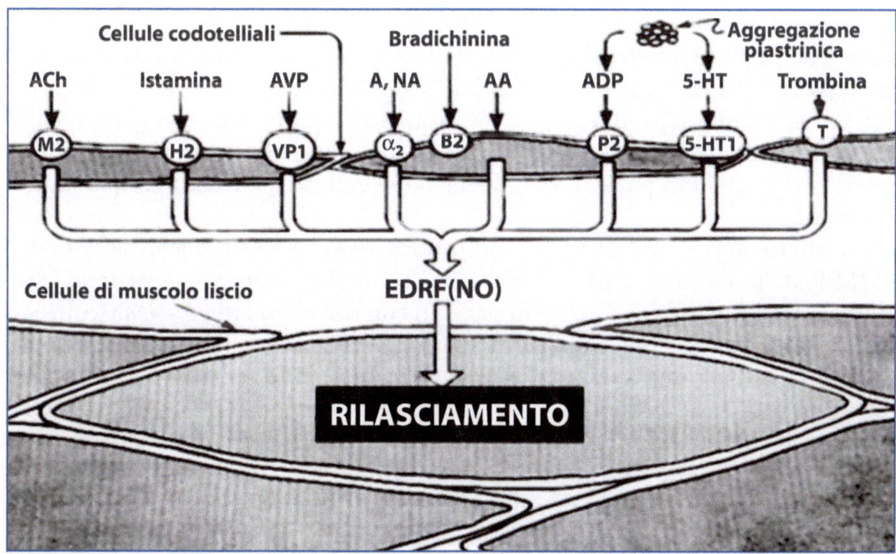

Fig. 5.6. Mediatori neuroumorali che causano il rilascio di NO attraverso l'attivazione di recettori endoteliali specifici. A, adrenalina; AA, acido arachidonico; ACh, acetilcolina; ADP, adenosina difosfato; α_2, recettore alfa adrenergico; AVP, vasopressina arginina; B2, recettore; H2, recettore istaminergico; 5-HT, serotonina; 5HT1, recettore serotoninergico; M2, recettore muscarinico; NA, noradrenalina; P2, recettore purinergico; T, recettore della trombina; VP1, recettore vasopressinergico (Modificata da: Nakamura M, Vanhoutte PM (1991) The coronary circulation in physiological and pathophysiological states. Springer-Verlag, Tokyo, con autorizzazione)

Quando è presente, la disfunzione endoteliale diventa un segno precoce e chiaro di aterosclerosi. Clinicamente, diversi fattori di rischio di malattie coronariche, identificati con la disfunzione endoteliale, sono associati alla diminuzione di NO biodisponibile[1]. Un analogo della L-arginina, dimetilarginina asimmetrica (ADMA, *Asymmetric Dimethylarginine*), è stato identificato recentemente come un inibitore competitivo delle eNOS. I livelli del plasma di ADMA sono elevati in pazienti con ipercolesterolemia e con malattie fisiopatologicamente riconducibili all'aterosclerosi e sono stati messi in correlazione con la gravità della disfunzione endoteliale. Inibendo la produzione di NO, l'ADMA stesso è considerato un nuovo fattore di rischio per lo sviluppo di malattie vascolari aterotrombotiche.

L'alterazione del ruolo fisiologico dell'NO e del eNOS ed iNOS (*Inducible Nitric Oxide Synthase*) è uno dei primi eventi associati alla aterogenesi. Le strategie per intensificare gli effetti positivi di NO sono utili nel trattamento delle malattie indotte dall'aterosclerosi. In assenza del substrato, L-arginina, o di cofattori quali la tetrabiopterina BH4, la iNOS viene sintetizzata (disaccoppiamento enzimatico). In questo modo, i fattori di rischio per malattie coronariche, che riducono i livelli di L-arginina e BH4, potrebbero promuovere la formazione di ROS[2] ed aumentare la formazione di perossinitrito.

Usando L-NMMA, un inibitore competitivo delle eNOS, è stato dimostrato che viene meno la produzione di NO nelle arterie coronariche. La somministrazione della L-arginina modifica parzialmente la vasodilatazione dipendente dall'endotelio nell'ipercolesterolemia e dilata le arterie coronariche nei pazienti con cardiopatia ischemica coronarica. La L-arginina migliora anche la funzione dei piccoli vasi coronarici, e questo è accompagnato da un rilevante miglioramento dei sintomi. Inoltre, la somministrazione di questo aminoacido può esercitare benefici terapeutici in pazienti con disfunzione endoteliale e coronaropatia non ostruttiva.

Gli effetti della somministrazione intracoronarica della sostanza P, di L-NMMA, di L-arginina e di nitroglicerina sono stati studiati in pazienti con angiografia coronarica normale e in pazienti con coronaropatia. L-NMMA insieme alla sostanza P e alla nitroglicerina dilatano sia le arterie sane che quelle aterosclerotiche. L-arginina reverte l'effetto della L-NMMA e causa una rilevante dilatazione delle arterie danneggiate. Inoltre, il trattamento con L-arginina determina un miglioramento clinico in più del 70% dei pazienti con angina pectoris intrattabile. La L-arginina migliora l'irrorazione miocardica nell'esercizio in pazienti con angina e arterie coronariche normali. È stato anche esaminato l'effetto della L- e D-arginina esogeni e sulle arterie coronariche e sul movimento dei vasi arteriosi coronarici (*vasomotion*) in relazione alla morfologia della stenosi. La irrorazione intracoronarica di soluzione salina o di L- oppure D- arginina e gliceril trinitrato è stata praticata in pazienti con malattie coronariche e angina

---

[2] ROS = ossigeno reattivo. Vedi pag. 110.

stabile. Durante l'infusione della L-arginina, una gran parte di stenosi complesse si dilatavano del 10%. Senza distinzione del tipo di morfologia, c'è una correlazione positiva tra la gravità delle stenosi e l'entità della vasodilatazione con L-arginina. Le stenosi coronariche si dilatano in risposta alla L-arginina ma non alla D-arginina. Questa scoperta è coerente con l'ipotesi che vi sia una deficienza della L-arginina nei siti di stenosi coronariche nell'uomo. I nuovi elementi fisiopatologici che vengono fuori dai recenti studi sperimentali mostrano gli effetti benefici della L-arginina sull'espressione genica sensibile all'ossidazione e dell'attività eNOS nei siti dello *shear stress*[3] disturbato e associato all'aterosclerosi (Fig. 5.7). Infine, sono stati recentemente dimostrati gli effetti benefici a lungo termine di un graduale esercizio fisico combinato al trattamento con la L-arginina nell'aterosclerosi. L'esercizio fisico moderato riduce lo stress ossidativo e l'aterogenesi nel suo sviluppo.

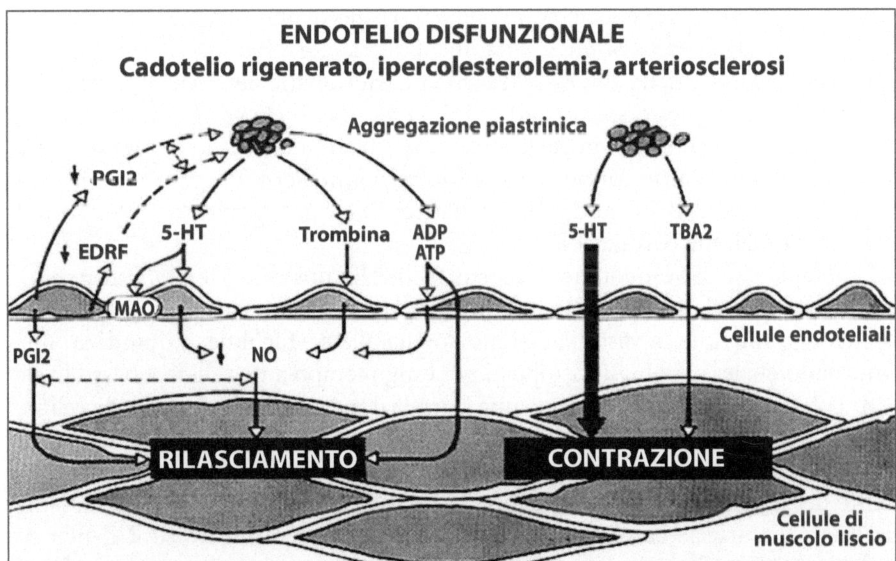

Fig. 5.7. Risposte endotelio-dipendenti in condizioni patologiche. La produzione di NO e della prostaciclina (PGI_2) è ridotta, e le azioni sinergiche di questi ultimi sulle piastrine aggregate possono essere ridotte. ADP, adenosina difosfato; 5-HT, serotonina; ATP, adenosina trifosfato; MAO, monoammino ossidasi; TBA_2, trombossano A_2; EDRF, *Endothelium Derived Relaxing Factor* (Modificata da: Nakamura M, Vanhoutte PM (1991) The coronary circulation in physiological and pathophysiological states. Springer-Verlag, Tokyo, con autorizzazione)

---

[3] Flusso fisiologico che perfonde longitudinalmente il vaso arterioso sano inducendo il rilascio di NO dall'endotelio.

Impatto dei polimorfismi genetici sulla biosintesi di NO

Numerosi studi hanno evidenziato il ruolo dei polimorfismi genetici nella biosintesi di NO e nel rischio di aterogenesi. La sintesi di NO a partire dalla L-arginina è catalizzata dall'enzima eNOS codificato dal gene NOS3 posto sul cromosoma 7. Al livello della posizione 894 di questo gene esiste un polimorfismo, che consiste nella sostituzione di una guanina con una timina (894G → T), che determina una sostituzione aminoacidica nella posizione 298 della proteina (Glu 298 → Asp). Studi sulla relazione tra questo polimorfismo genetico e l'incidenza delle malattie cardiache croniche hanno evidenziato che gli omozigoti per l'allele 894T presentano una frequenza di coronaropatia e di infarto miocardico più alta rispetto a quella osservata negli omozigoti *wild-type*. Pertanto l'omozigosi per l'allele 894T è stata associata al rischio di coronaropatia e di infarto del miocardio. Anche le varianti genetiche della metilene tetraidrofolato reduttasi (MTHFR, *Methylene Tetrahydrofolate Reductase*) influenzano il metabolismo dell'omocisteina e la sintesi di NO e sono coinvolte nel rischio di aterosclerosi.

Nell'*Edinburgh Artery Study* è stata analizzata la correlazione tra i polimorfismi della MTHFR e della eNOS e il rischio di arteriopatie periferiche e di malattia coronarica. In questo studio 940 uomini e donne di età compresa tra i 60 e i 79 anni sono stati suddivisi in tre gruppi: soggetti con malattia arteriosa periferica, soggetti con malattie coronariche, e controlli sani. Per i due geni presi in esame, la distribuzione dei genotipi non differisce in modo significativo tra i gruppi con e senza malattia coronarica.

Le terapie che incrementano la biosintesi di NO possono avere effetti importanti nella aterosclerosi. Il trasferimento del gene della eNOS in un coniglio aterosclerotico migliora la vasodilatazione dovuta alla acetilcolina, e quindi la funzione endoteliale. In conigli sottoposti per lungo tempo a una dieta a basso livello di colesterolo è stata osservata una correlazione tra l'infiltrazione di cellule muscolari lisce vascolari (VSMC) nell'intima e l'espressione della iNOS nello strato subendoteliale delle arterie. In tali animali, la terapia basata sul trasferimento del gene della eNOS riduce rapidamente e l'infiltrazione di cellule infiammatorie nelle arterie carotidee. Più recentemente, per verificare se il deficit di eNOS influisce sullo sviluppo dell'aterosclerosi, uno studio ha messo a confronto la formazione della lesione in topi apoE/eNOS-*double knockout* (apoE/eNOS-DKO), nei quali è stato inattivato sia il gene della apoE che quello della eNOS, e nei controlli apoE-*knockout* (apoE-KO), nei quali è stato inattivato soltanto il gene della apoE. Dopo una dieta ipercolesterolemica, gli animali apoE/NOS-DKO hanno registrato rilevanti aumenti nell'area delle lesioni pari al 93.6% nei maschi e al 59.2% nelle femmine, rispetto ai topi apoE-KO; tutti gli animali apoE/eNOS-DKO hanno sviluppato aterosclerosi coronarica, associata a fibrosi miocardica perivascolare. L'ecocardiografia ha mostrato anche un rilevante aumento dello spessore della parete del ventricolo sinistro e una diminuzione della frazione di eiezione. I maschi hanno sviluppato aneurismi addominali aterosclerotici e dissezione aortica.

Il deficit di eNOS aumenta l'aterosclerosi negli animali apoE-KO sottoposti a una dieta ipercolesterolemica, inducendo la malattia coronarica e varie complicazioni cardiovascolari, tra le quali aneurismi aortici e dissezioni aortiche spontanee. Questo è un valido modello per lo studio delle lesioni coronariche distali associate all'ischemia miocardica, all'infarto, all'insufficienza cardiaca. Inoltre, l'eNOS gioca un ruolo protettivo nei trapianti e, in quelli con insufficienza di e-NOS, la precoce sovraespressione della i-NOS è in grado di prevenire lo sviluppo di aterosclerosi da trapianto.

Rilascio di NO da parte di agenti farmacologici

I lipidi aterogenici, particolarmente la LDL ossidata (OxLDL), sono responsabili di un'ampia gamma di effetti dannosi nei vasi sanguigni. Essi giocano un ruolo importante nella aterogenesi precoce nell'uomo. Riguardo alla regolazione del tono vascolare, OxLDL disturba le funzioni di vasodilatazione o agisce direttamente contro i vasodilatatori. Basse dosi di OxLDL inibiscono la funzione della proteina Gi e alte dosi inibiscono la funzione della proteina Gq, ed interagiscono con l'NO ad alte concentrazioni. Le OxLDL possono anche indurre un minore assorbimento della L-arginina.

La LDL ossidata regola negativamente l'eNOS nelle cellule coronariche umane. La vitamina C potenzia l'attività dell'NO e risana la funzione vascolare nei pazienti con coronaropatia e fattori di rischio associati, incluso l'ipercolesterolemia, l'iperomocisteinemia, l'ipertensione, il diabete e il fumo.

L'NO può essere anche veicolato da farmaci. Di seguito verrà riportato l'esempio del nebivololo, un β-bloccante che rilascia NO, rispetto ad altre sostanze e β-bloccanti che non possiedono tale proprietà. Il nebivololo, un β-bloccante altamente selettivo, dotato anche di proprietà vasodilatatorie mediate da NO, è introdotto in terapia per il trattamento dell'"ipertensione essenziale". La combinazione di β-bloccanti con la vasodilatazione mediata da NO non solo porta ad una diminuzione della pressione sanguigna, ma anche ad un favorevole profilo emodinamico clinicamente importante per il trattamento di pazienti ipertesi.

Il nebivololo induce una dilatazione arteriosa endotelio-dipendente in funzione della dose, dilata le VSMC e inibisce la proliferazione delle VSMC con un meccanismo che coinvolge l'NO. Studi *in vitro* hanno dimostrato che c'è anche un altro meccanismo di vasodilatazione, rappresentato da una risposta vascolare al nebivololo mediata dal recettore degli estrogeni (ER, *Estrogen Receptor*).

Pertanto, l'effetto vasodilatatorio dipendente da NO attribuito al nebivololo può essere parzialmente mediato attraverso la sua interazione con l'ER.

Gli effetti emodinamici del nebivololo sulla vasodilatazione differiscono da quelli dei classici antagonisti dei recettori β-adrenergici. L'attività del nebivololo e dell'atenololo sono state paragonate utilizzando come modello sperimentale la vasocostrizione di vene del dorso della mano di un uomo sano ottenuta con con-fenilefrina; il nebivololo, a differenza dell'atenololo, causa venodilatazione, che è contrastata dalla N-monomethyl-L-arginina, indicando che il nebivololo può operare anche sulle vene umane.

La venodilatazione può essere funzionalmente importante nella riduzione del precarico cardiaco. La resistenza vascolare è stata studiata misurando il flusso sanguigno nell'avambraccio attraverso la pletismografia in uomini sani durante le infusioni nelle arterie brachiali di nebivololo racemico e dei suoi enantiomeri, *atenololo, carbacolo* (un analogo stabile dell'acetilcolina, che vasodilata questo letto vascolare in parte attivando la via L-arginina-NO), *nitroprussiato di sodio e LNMMA.*

Il nebivololo aumenta il flusso del 91 ± 18%, mentre una dose di atenololo non ha effetto rilevante. LNMMA inibisce le risposte al nebivololo e al carbacolo in modo più significativo rispetto al nitroprussiato di sodio. L'antagonismo del nebivololo per mezzo di LNMMA è abolito dalla L-arginina.

L'effetto del nebivololo sul danno endoteliale indotto dai ROS è stato studiato e paragonato a quello del carvedilolo e del metoprololo. In diverse condizioni sperimentali, il carvedilolo e il nebivololo, a differenza del metoprololo, proteggono contro il danno endoteliale indotto da ROS.

Il nebivololo previene anche il disaccoppiamento dell'eNOS nella iperlipidemia sperimentale e inibisce l'attività ossidativa del NADPH nelle cellule infiammatorie. Questi meccanismi possono esercitare effetti vasoprotettivi. Il nebivololo aumenta in modo significativo sia il nitrato urinario sia quello plasmatico nei pazienti ipertesi. Questi dati indicano chiaramente che nebivololo aumenta la concentrazione del NO. Questo effetto è dovuto al blocco della degradazione ossidativa del NO e dallo stimolo della sua sintesi. Esso diminuisce anche lo stress ossidativo sistemico. Questa sua azione è di valore terapeutico, poiché nell'ipertensione la disfunzione endoteliale dipende in buona parte da una diminuzione del NO causata da un eccessivo stress ossidativo.

Per le multiple azioni vasoprotettive del nebivololo, possibili effetti antiaterogenici sono stati testati nei conigli nutriti con una dieta ricca di colesterolo. Questi esperimenti hanno mostrato una notevole riduzione della formazione di lesioni nei conigli trattati con il farmaco ma non quelli trattati con carvedilolo. Attualmente si cerca di stabilire se il nebivololo può indurre simili effetti anche negli uomini. Una diversa strategia anti-aterosclerotica consiste nel legare un farmaco noto ad un *linker* che leghi molecole di NO e che poi le rilasci durante il metabolismo del farmaco. Un esempio chiaro e promettente viene dallo sviluppo della "aspirina NO-*releasing*", un composto a base di acido acetilsalicilico che rilascia NO. Questo farmaco ha inibito in vari modelli sperimentali murini lo sviluppo dell'aterosclerosi e la restenosi post-angioplastica con un meccanismo NO-dipendente.

Ipercolesterolemia ed infiammazione nell'aterogenesi

L'ultimo stadio del danno vascolare nell'uomo è rappresentato dall'aterosclerosi, che si sviluppa già nella prima fase della vita fetale e progredisce nell'infanzia e per tutta la vita.

Un certo numero di dati clinici epidemiologici e sperimentali hanno indicato che interventi terapeutici con *statine* (vedi Capitolo 7) dimostrano che l'ipercolesterolemia è uno dei maggiori fattori di rischio per l'aterosclerosi.

È chiaro dalla prima evidenza morfologica che l'aterosclerosi ha una componente infiammatoria fin dall'epoca fetale, ed è caratterizzata dalla penetrazione di monociti e di linfociti T nella lesione in fase di sviluppo. Queste cellule, attraverso la secrezione di citochine e fattori di crescita, in seguito alla risposta immunitaria, e a una complessa interazione con gli elementi della parete arteriosa, modulano la crescita della lesione ed influenzano la sua stabilità. L'infiammazione deve instaurarsi in risposta a qualcosa. E che cosa è fisiopatologicamente questo qualcosa? Quale è la "lesione" nella "risposta alla lesione"? Sono i lipidi ossidati (o generati) nella risposta ai cambiamenti proossidativi nelle cellule della parete arteriosa a costituire questo *primum movens*? Non c'è necessità di considerare l'ipercolesterolemia e l'infiammazione come processi alternativi. Tutte e due sono coinvolti. Intervento e prevenzione saranno quindi necessari per entrambe le condizioni predisponenti il danno arterioso.

Dire che l'aterosclerosi è una malattia infiammatoria è quasi *tautologico*. Ross propose che le interazioni fra i tipi di cellule arteriose, cellule endoteliali, (VSMC), monociti, macrofagi e linfociti T trovate nelle lesioni aterosclerotiche fossero tutte in progressione. Il campo è esploso negli ultimi anni e diverse eccellenti riviste documentano la ricerca in questo settore e la possibilità di individuare interventi terapeutici, che determinano la diminuzione del colesterolo nel sangue. Non vi sono dubbi che il tasso di progressione della lesione può essere influenzato principalmente dai processi d'infiammazione e che in diversi individui potrebbero essere messe in correlazione con le variazioni nella sensibilità individuale agli stimoli infiammatori. Se l'infiammazione per sè, in assenza di un aumento del colesterolo nel sangue, possa iniziare l'aterosclerosi, non è ancora chiarito. Può certamente essere generata una arterite, però le lesioni arteritiche non assomigliano molto a quelle dell'aterosclerosi umana.

Dire che l'aterosclerosi è una malattia del metabolismo lipidico e lipoproteico è ugualmente tautologico. Il ruolo centrale dell'ipercolesterolemia nella patogenesi è universalmente accettato e si basa su numerosi studi sperimentali, su dati epidemiologici ma più di tutto si basa sulla riduzione, sorprendentemente riuscita, di morbilità e mortalità negli interventi clinici che usano le statine per ridurre il colesterolo.

Cominciando col lavoro di Anitschkow nel 1913, e proseguendo con quelli degli anni seguenti, è stato definito che l'aterosclerosi può essere indotta virtualmente in ogni specie animale, se il colesterolo nel sangue può essere aumentato ad una concentrazione sufficientemente alta. In qualche specie, come il cane o il ratto, è difficile aumentare il livello del colesterolo di molto, ma attraverso manipolazioni dietetiche o ormonali lo si può far crescere fino a 300-800 mg/dL, sviluppando aterogenesi.

L'evidenza più suggestiva e chiara arriva dall'ipercolesterolemia indotta da modificazione genetica, come nel coniglio spontaneamente carente di recettori per LDL (VHHL) o nel topo deficiente di apoproteina E. In questi modelli l'ipercolesterolemia si ottiene anche con una dieta ricca di colesterolo e in assenza di altri fattori di rischio, quali l'ipertensione, l'obesità o il diabete. Non ci sono infezioni o altri processi infiammatori indotti. In questi casi sperimentali e nei pazienti con una insufficienza di recettori-LDL, l'ipercolesterolemia è una causa sufficiente per l'aterosclerosi.

Ma può l'infiammazione in sè influenzare il processo aterosclerotico? Tanti ricercatori hanno provato per anni a produrre aterosclerosi in modelli animali, inducendo sepsi, mediante lesioni meccaniche, cauterizzazione, o danneggiando l'endotelio. In assenza di ipercolesterolemia, questi tentativi, mentre producono certamente in qualche misura arteriti ed ispessimento dell'intima, hanno fallito nell'imitare istologicamente la lesione aterosclerotica umana.

Alcuni studi sostengono che le citochine e i fattori di crescita modificano la gravità dell'aterosclerosi nei modelli animali, e in modo particolare nei topi. Quasi tutte queste osservazioni sono state effettuate su topi ipercolesterolemici con aterosclerosi.

La prima lesione visibile nell'aterogenesi è lo strato di grasso, costituito in gran parte da cellule schiumose ricche di lipidi, derivate da monociti, che hanno perforato lo spazio subendoteliale. Queste lesioni precorrono quelle clinicamente tardive e più rilevanti.

Un gran passo in avanti nella comprensione dell'aterosclerosi si è avuto grazie al lavoro di Brown e Goldstein, che scoprirono che monociti/macrofagi non potevano essere convertiti in cellule schiumose quando erano incubate con LDL nativa. Di conseguenza i ricercatori sostenevano che sono le forme modificate di LDL quelle che spiegano la generazione delle cellule schiumose.

Essi, inoltre, dimostrarono che le LDL acetilate, generate *in vitro*, potevano causare un accumulo di colesterolo e che tale accumulo era mediato da un recettore diverso da quello per LDL nativa. Questo nuovo recettore fu chiamato recettore per le LDL acetilate ed in seguito sequenziato da Kodama e rinominato *scavenger receptor* A. Tuttavia non c'era alcuna evidenza che le LDL acetilate venissero prodotte *in vivo*.

Henriksen dimostrò che, incubando semplicemente LDL, in presenza di cellule endoteliali per tutta la notte, si otteneva una forma notevolmente modificata che si legava ai macrofagi con alta affinità ed era rapidamente fagocitata. Questa modifica delle LDL era una ossidazione e poteva anche essere effettuata con l'incubazione con cellule muscolari lisce o macrofagi stessi. Quindi le LDL ossidate (OxLDL) sono la causa della formazione di cellule schiumose all'inizio dell'aterogenesi. Queste OxLDL si riscontrano anche nelle lesioni aterosclerotiche fetali e nella prima infanzia (Figg. 5.8, 5.9). Oltre all'indurre formazione di cellule schiumose, le OxLDL hanno altre proprietà che le rendono proaterogeniche. L'evidenza più importante viene da studi in

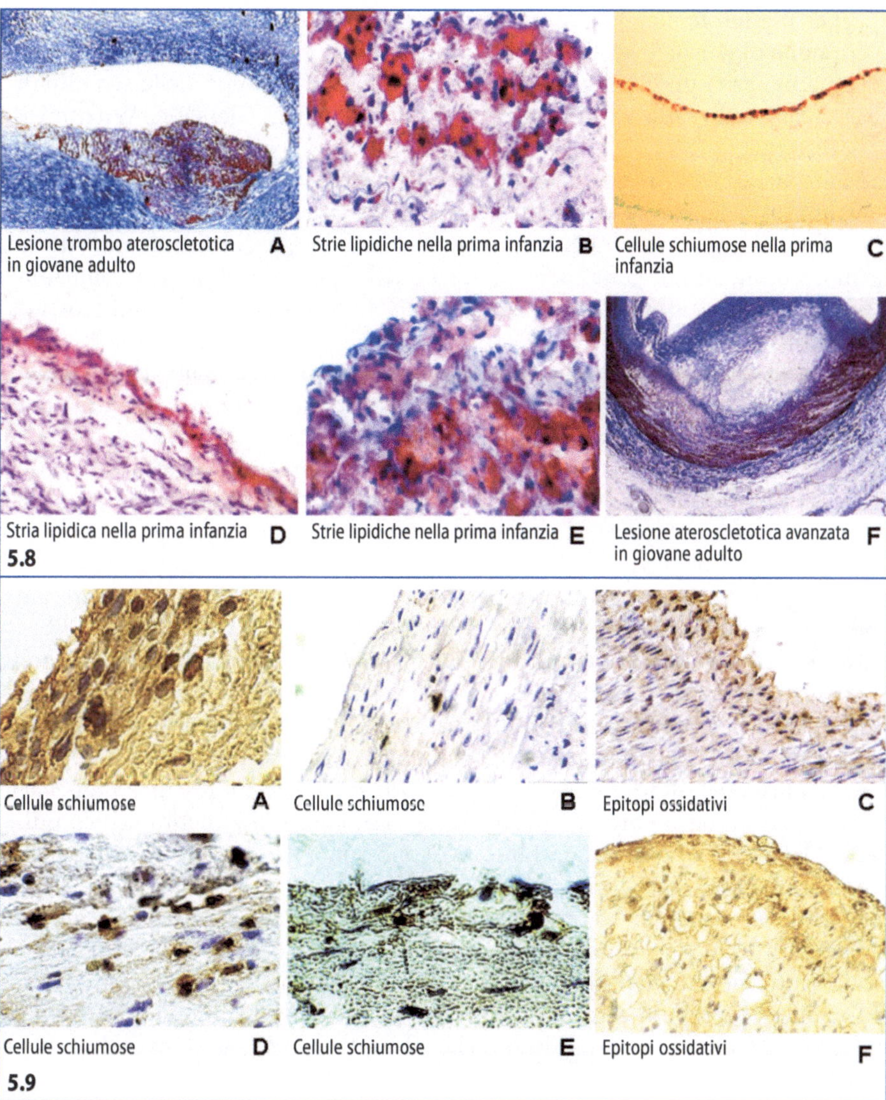

Figg. 5.8 - 5.9. Lesioni aterosclerotiche nella prima infanzia e nel giovane adulto (I pannelli A e C della figura 5.9 sono tratti da: Napoli C, D'Armiento FP, Mancini FP et al (1997) Fatty streak formation occurs in human fetal aortas and is greatly enhanced by maternal hypercholesterolemia. Intimal accumulation of low density lipoprotein and its oxidation precede monocyte recruitment into early atherosclerotic lesions. J Clin Invest 1, 100:2680-2690, con autorizzazione)

modelli animali sperimentali in cui mediante antiossidanti è stato inibito il processo d'aterosclerosi.

Analizziamo ora la sequenza di eventi che inizia con la formazione di strie arteriose lipidiche (*fatty streaks*, alla cui identificazione fetale è arrivato il nostro gruppo nel 1997) e termina con la placca instabile.

1. L'ipercolesterolemia induce un aumento dell'espressione delle molecole di adesione di leucociti sull'endotelio a siti arteriosi suscettibili. L'ipercolesterolemia materna durante la gravidanza influenza lo sviluppo delle strie lipidiche fetali nell'uomo ed in modelli animali (Napoli C, Glass CK, Witztum JL et al, 1999).
2. Molto prima che qualsiasi lesione sia visibile, la concentrazione di LDL in alcuni siti della parete arteriosa si eleva. Si richiama l'attenzione specialmente sul fatto che la concentrazione più alta del LDL in questi siti non è dovuta ad un tasso più alto di penetrazione, ma a quella che viene chiamata "ritenzione selettiva". Quest'aspetto dell'aterosclerosi è stato studiato negli anni scorsi da Williams e Tabas.
3. Monociti circolanti, T, e selectine[4] rotolano e penetrano nello spazio subendoteliale sotto l'influenza di fattori chemiotattici, incluso e le OxLDL e la proteina-1 chemoattrattiva dei monociti (MCP-1).
4. Le LDL accumulate in questi siti subiscono una modificazione ossidativa moderata (mmLDL) e poi una più forte (OxLDL), diventando infine un ligando per i recettori "spazzini" situati sui macrofagi.
5. Si crea un circolo vizioso perché i macrofagi stessi possono ossidare le LDL; le OxLDL così formate passono in circolo, e, direttamente o indirettamente, aiutano il reclutamento di altri monociti.
6. OxLDL e/o i suoi componenti lipidici ossidati possono partecipare in molti processi infiammatori e immunologici nella complessa progressione della lesione dalla stria lipidica fetale ad una placca instabile (*unstable atheroma*).

Bisogna sottolineare che questa via patologica, anche se è iniziata da LDL e da altre lipoproteine aterogeniche, sin dall'inizio include i monociti e, appena il sistema immunitario entra in gioco, anche i linfociti. L'argomento critico qui è che le OxLDL ed i lipidi ossidati interagiscono con altri dello stesso sistema che sono considerati proaterogenici e proinfiammatori.

Gli animali, con qualche rara eccezione, non sviluppano spontaneamente aterosclerosi. Tuttavia possono svilupparla se il colesterolo del sangue è elevato in modo artificiale e mantenuto tale per un lungo periodo.

I medici dovrebbero cercare di diminuire il livello LDL almeno al di sotto di 100 mg/dl e risultati recenti indicano che c'è un beneficio aggiuntivo diminuendola a 70 mg/dl.

In Giappone negli anni '60, quando i livelli di colesterolo totale in media erano solo di circa 160 mg/dL (con LDL di 100 mg/dl o meno), le morti causate da malattie cardiache erano superiori solo del 10% rispetto a quelle degli Stati Uniti e del resto dei paesi sviluppati. Ciò era vero nonostante il fatto che il Giappone avesse il record mondiale di fumatori, mentre l'incidenza media d'ipertensione e di prevalenza di diabetici è simile a quella del resto del mondo. Queste osservazioni suggeriscono che l'ipertensione, il fumo e il diabete, alcuni dei più impor-

---

[4] Le selectine sono molecole che aderiscono alle citochine di adesione, rotolando (*rolling*) insieme ad elementi del sistema immunitario.

tanti fattori di rischio di malattie cardiache, diventano tali quando il livello di LDL è superiore al valore soglia.

Per quanto riguarda le HDL bisogna dire che livelli di basso colesterolo HDL predispongono all'aterogenesi ma perfino la carenza totale (HDL = 0) è in grado di indurre aterosclerosi in topi privi di apoA.

Se la concentrazione di LDL, che è bassissima in questi animali, nel *wild-type* è elevata con l'introduzione del gene apoB umano, gli animali apoA-deficienti sono protetti contro l'aterogenesi anche se i valori di LDL diventano alti. Pazienti con malattia di Tangier, che hanno bassissime concentrazioni di HDL in circolo, presentano un più alto tasso di cardiopatia coronarica rispetto alla popolazione normale, ma non mostrano una cardiopatia coronarica prematura, caratteristica nei pazienti con una mancanza di recettori di LDL (ipercolesterolemia familiare omozigote).

Oggi vi è un crescente interesse per lo sviluppo di marcatori clinici di danno vascolare ed è possibile dosare nel plasma le interleuchine (specialmente interleuchina 6), la proteina C reattiva, e infine gli isoprostani plasmatici come marcatori di stress ossidativo sistemico.

Fisiopatologia clinica delle vasculopatie periferiche

I sintomi più importanti del quadro clinico delle vasculopatie periferiche sono: il dolore, le variazioni della sensibilità e del colorito delle estremità, le modificazioni della temperatura cutanea e del volume degli arti, le alterazioni del trofismo cutaneo.

Di tutti questi segni importa rilevare anche l'epoca, le modalità di comparsa, l'entità, l'andamento e la durata.

Il dolore

È, insieme alla comparsa di ulcerazioni, uno dei sintomi più comuni delle malattie vascolari ed anche il più allarmante per i pazienti. Può insorgere acutamente, come nel caso di tutte le obliterazioni vascolari improvvise, o manifestarsi in modo graduale e può essere persistente o intermittente. La sua distribuzione è varia, ma interessa il più delle volte l'estremità o gli arti in toto.

Il dolore acuto, improvviso e vivissimo, si accompagna di solito a una brusca occlusione arteriosa, come avviene nelle embolie e nelle trombosi acute. Vi è ipotermia marcata, scomparsa dei polsi, parestesie o anestesia e iperestesia generalmente nel punto di passaggio fra zone irrorate e zone ischemiche, impotenza funzionale.

L'entità di tutti i sintomi riportati è in rapporto alla rapidità, estensione e localizzazione dell'ostruzione e dipende dalla validità del circolo collaterale e dalla soluzione più o meno rapida della componente vasospastica concomitante. Anche negli aneurismi in fase di rottura parziale o totale si può avere un dolore acuto e repentino; aiutano nella diagnosi differenziale il rilievo di una tumefazione pulsante, l'indagine anamnestica, i segni dello shock, la comparsa di ecchimosi e, nel caso di aneurismi dell'aorta addominale, di dolori lombari e la reazione peritoneale. Nell'arterite acuta il dolore è vivo, intenso, sia lungo il percorso dei vasi colpiti, sia nei territori da essi irrorati. Anche la patologia venosa comporta dolori a insorgenza brusca, come nella tromboflebite acuta. Sono elementi differenzianti: l'anamnesi, la presenza di edema, il rilievo di cordoni infiammatori dolenti lungo il decorso delle vene superficiali, mentre nella linfangite caratteristico è il rilievo delle strie rossastre superficiali e il dolore vivo alla palpazione.

La riduzione dei polsi arteriosi distali è un rilievo incerto, in quanto può essere presente sia nelle ostruzioni arteriose quanto nelle trombosi venose estese ad andamento acuto.

L'insufficienza arteriosa cronica degli arti è caratterizzata da due sindromi dolorose dipendenti dall'entità dell'ostruzione e dalla validità del circolo collaterale: la *claudicatio intermittens* (o dolore da sforzo durante il cammino) e il dolore a riposo che corrispondono rispettivamente all'ischemia moderata ed all'ischemia severa. Fontaine divideva l'evoluzione clinica in quattro stadi (I stadio: parestesie; II stadio: *claudicatio intermittens*; III stadio: dolore a riposo; IV stadio: lesioni trofiche).

A seconda del livello dell'occlusione arteriosa, il paziente può presentarsi con zoppia di anca (sindromi aorto-iliache), di coscia (ostruzioni iliache), di polpaccio (ostruzioni femoro-poplitee), o di piede (ostruzioni più distali).

Il dolore crampiforme, che insorge con degli esercizi e che scompare con il riposo, non va confuso con i crampi notturni, che risultano da una esasperata risposta neuromuscolare allo stiramento o da cause venose in pazienti con fenomeni evidenti di stasi venosa.

Nella *claudicatio* vanno tenuti presenti aspetti di peculiare importanza prognostica: la lunghezza della marcia o intervallo libero e il tempo di recupero, cioè il tempo di sosta necessario affinché il paziente sia in grado di percorrere un analogo tragitto. È importante distinguere la vera *claudicatio* di origine vascolare arteriosa da numerose altre forme. Si allude alla osteoartrite dell'anca o del ginocchio, a forme di natura midollare o nervosa, da artrosi lombo-sacrale o nevralgie periferiche (Tabella 5.1).

Il dolore ischemico a riposo è un tipico dolore parossistico, che si manifesta durante la notte, periodo in cui il paziente è meno distratto dall'ambiente circostante e più concentrato sulla propria patologia, e interessa la porzione distale del piede o zone in prossimità di un'ulcera trofica, di intensità tale da non essere alleviato neanche da rilevanti dosi di analgesici.

Le parestesie in oggetto sono alterazioni della sensibilità quali il senso di dito morto e l'insensibilità plantare durante la deambulazione.

L'esame obiettivo verte innanzitutto sulla ricerca dei polsi periferici, manovra da non omettere mai per evitare grossolani errori diagnostici; un corretto esame prevede il rilievo, oltre che delle femorali, delle poplitee e degli altri polsi perife-

Tabella 5.1. Principali cause di *claudicatio intermittens*

A. **Arteriosa**
  a) da ostruzione
  b) da malformazioni artero-venose
B. **Venosa**
  a) da insufficienza valvolare
  b) post-flebitica
C. **Nervosa**
  a) ernia del disco
  b) midollare
  c) nevralgie diverse
D. **Osteo-articolare**
  a) coxopatie
  b) gonartrosi
  c) osteo-artropatie diverse
E. **Muscolo-tendinea**
  a) rotture muscolo-tendinee
  b) distrofie muscolari
  c) sindromi delle logge muscolari
F. **Cause biologiche diverse**
  a) anemia
  b) mixedema
  c) enzimopatie ereditarie

rici, anche dei polsi carotidei, delle temporali superficiali, delle ascellari e dell'aorta addominale.

Il colorito cutaneo rappresenta un buon indice del flusso circolatorio periferico; pallore o cianosi marcata sono espressione di un deficit di circolo.

Bisogna valutare le condizioni degli annessi cutanei (unghie, apparato pilifero), sottolineando che tra i primi segni di un ridotto apporto ematico vi sono la caduta dei peli, talora circoscritta alle zone non irrorate, la lentezza di crescita e l'ispessimento delle unghie, le discheratosi cutanee, mentre con il progredire dell'ischemia le masse muscolari diventano ipotoniche e ipotrofiche, fino a giungere talora a gradi di estremo assottigliamento degli arti.

La palpazione delle arterie di calibro maggiore può mettere in evidenza la presenza di un fremito, che esprime una turbolenza del flusso per restringimento del lume arterioso (stenosi, placche parietali) o una dilatazione (aneurisma).

Dopo il dolore, anche l'edema di un arto è un sintomo che allarma il paziente. Nel considerare una gamba edematosa bisognerebbe tenere presente, secondo una tipica espressione degli autori anglosassoni, l'associazione delle cosiddette 5 "p": pressione, proteine, permeabilità, paresi, pendenza. Vi sono alcuni pazienti che, per un'insufficienza arteriosa grave, dormono sistematicamente con il piede in posizione declive per alleviare il dolore ischemico, o altri in cui, per una paralisi periferica, non si attiva la pompa vasomotoria della gamba e si sviluppa un edema che tende a cronicizzarsi. L'aumentata permeabilità vasale, causata da stati di infiammazione della parete venosa e linfatica, crea un passaggio di proteine nell'interstizio e determina un richiamo di acqua ed edema periferico. L'alta pressione venosa è una causa comune di edema delle estremità. L'aumento della pressione venosa periferica si verifica o per una trombosi del circolo profondo o per una compressione estrinseca di un grosso collettore venoso da parte di masse tumorali, ma più frequentemente è la conseguenza dell'obliterazione della via venosa profonda e dell'insufficienza valvolare secondaria a un processo tromboflebitico.

La diagnosi può essere difficile dal punto di vista clinico quando si tratta di un edema di breve durata; nello stato cronico, invece, compaiono dei reperti obiettivi caratteristici che permettono di emettere una diagnosi.

Le lesioni trofiche

Sono rappresentate dalle vescicole, dalle ulcerazioni e dalle cancrene; sono generalmente espressione di una patologia avanzata, ma molto spesso, quando sono parcellari, sono compatibili con forme attenuate di ischemia ed imputabili a microtraumi, lesioni nervose associate e diabete.

Le ulcere di origine ischemica sono generalmente localizzate al piede e nei punti più distali; l'aspetto caratteristico (margini netti, fondo necrotico), le alterazioni di colorito della cute circostante e i rilievi anamnestici e clinici permettono di definirne con facilità la natura. Un particolare tipo di ulcerazione è quella che interviene negli stati ipertensivi gravi (ulcera ipertensiva di Martorell) che è dovuta a una trombosi arteriolare; si tratta di un'ulcera piuttosto piccola, dolorosa, localizzata sulla faccia antero-esterna della gamba, spesso bilaterale e simmetrica.

Le cancrene possono essere secche o umide. Sia le une che le altre riconoscono la stessa causa (l'ischemia), ma nella cancrena secca il tessuto è compatto, indurito, mummificato, senza la presenza di germi; nella cancrena umida è presente un'infezione e gli enzimi proteolitici di provenienza batterica determinano il disfacimento dei tessuti e la loro invasione progressiva.

La cancrena umida insorge più facilmente e ha un decorso più grave nei casi in cui alla lesione arteriosa si associa un interessamento contemporaneo del sistema di scarico sia venoso che linfatico. Questo è il motivo per il quale le necrosi umide si osservano più facilmente nella tromboangioite obliterante e nell'arteriopatia diabetica, forme patologiche caratterizzate da una panvasculite, cioè da un interessamento contemporaneo delle arteriole, delle venule e dei linfatici. Nelle arteriopatie croniche ostruttive di natura aterosclerotica prevale la forma secca localizzata a uno o più dita del piede o alla regione calcaneare o, ancora, in corrispondenza della regione metatarsale sotto forma di una escara che si estende poi fino alla regione tendinea. Quando la cancrena è secca o diviene tale, l'evoluzione favorevole è rappresentata da una linea di demarcazione che isola la regione necrotica dai tessuti circostanti, bloccandone la progressione.

Diagnostica delle vasculopatie

Diagnostica di laboratorio

Nella valutazione del vasculopatico non si può prescindere dagli esami di laboratorio orientati in due direzioni: verso la situazione metabolica e verso quella coagulativa. Il bilancio metabolico deve valutare la presenza di uno stato diabetico latente o manifesto e l'assetto lipidico che, come è noto, condiziona la patogenesi e l'evoluzione della malattia aterosclerotica. Il bilancio coagulativo è importante nello studio dei pazienti vascolari, che spesso presentano stati di trombofilia per alterazione di alcuni fattori della coagulazione, nonché stati di iperadesività, iperaggregabilità piastrinica e di iperviscosità ematica.

Parametri di laboratorio

Vanno valutati con attenzione i parametri inerenti il quadro lipidico, tra cui:

Colesterolemia totale (> 200 mg/dl)

Trigliceridemia (>150 mg/dl)

Dosaggio delle lipoproteine plasmatiche (LDL ed HDL).

Per quanto attiene al metabolismo glucidico, vanno dosati i seguenti parametri:

Glicemia basale (v.n. 70-120 mg/dl)

Glicemia post-prandiale (dopo un pasto di 100 g di carboidrati vengono valutate le glicemie a 2 e 4 ore. Valori superiori a 140 mg/dl nelle 2 misurazioni sono indicativi di uno stato diabetico).

Glicemia da carico orale di glucosio: dopo 3 giorni di alimentazione contenente almeno 250 g di glucosio/die si determinano le glicemia al mattino a digiuno (tempo 0) e ogni 30 min per 3 ore dopo l'assunzione di 100 g di glucosio (nel soggetto normale si ha un picco non superiore ai 160 mg/dl a 30 e 60 min e valori non superiori ai 120 mg/dl dalla seconda ora).

Ricerca del glucosio nelle urine (v.n. 0)

Glicosuria frazionata

Ricerca dei corpi chetonici nelle urine

pH ematico

Test di tolleranza insulinica: vengono determinate le glicemie dopo 0, 20, 30, 45, 60, 90, 120 min dall'iniezione e.v. di 0,1 U.I. di insulina pronta pro kg di peso corporeo; nel soggetto normale la glicemia scende del 50% alla seconda e terza misurazione e torna alla norma dopo 120 min (nel soggetto diabetico la caduta della glicemia è più lenta).

Valutazione dell'insulinemia (v.n. 5-20 microU/ml).

Infine è importante la **valutazione dell'emoglobina glicosilata** (HBc) e taluni studi indicano che può essere utile valutare le **concentrazioni del peptide C.** Risultano anche importanti i test del bilancio coagulativo (Tabella 5.2):

Tabella 5.2. Test del bilancio coagulativo e suo significato

1) Tempo di emorragia: bilancio preoperatorio, trombopenie, trombocitosi, controllo della terapia antiaggregante piastrinica
2) Conta piastrinica: bilancio preoperatorio, studio delle sindromi emorragiche
3) Test di aggregabilità piastrinica (collagene, ADP, acido arachidonico, ristocetina): studio delle sindromi emorragiche o trombofiliche recidivanti, monitoraggio dei trattamenti antipiastrinici
4) Tempo di sopravvivenza piastrinica: studio delle sindromi trombotiche e trombofiliche, indicazione al trattamento antiaggregante
5) Dosaggio dell'antitrombina III: diagnosi di deficit costituzionali e acquisiti responsabili di trombosi recidivanti
6) Tempo di Howell: monitoraggio del trattamento eparinico
7) Tempo di Quick: bilancio preoperatorio, deficit di vitamina K, controllo della terapia con antivitamine K, bilancio malattie epatiche
8) Tempo di cefalina-caolino (tempo di tromboplastina parziale attivata-APTT): studio delle sindromi emorragiche, bilancio preoperatorio, monitoraggio della terapia con eparina
9) Fibrinogenemia: ipo-afibrinogenesi costituzionale, monitoraggio della terapia trombolitica
10) Dosaggio dei prodotti di degradazione del fibrinogeno: studio della fibrinolisi, monitoraggio della terapia trombolitica
11) Test di filtrazione eritrocitaria: nel diabete, nelle iperlipidemie e nei soggetti ad alto rischio vascolare, monitoraggio della terapia con farmaci che interferiscono con le viscosità del sangue
12) Tempo di lisi delle globuline: sorveglianza dei trattamenti fibrinolitici, fibrinolisi primitiva e secondaria
13) Dosaggio del fattore piastrinico 3: significato prognostico incerto
14) Dosaggio del fattore piastrinico 4: diagnosi di stato pretrombotico, proposto come indice di trombosi imminente quando vi sono protesi vascolari
15) Dosaggio del fattore VIII ("von Willebrand"): studio delle sindromi emorragiche e pretrombotiche
16) Dosaggio del fattore X attivato: controllo della terapia anticoagulante, monitoraggio della terapia con eparina a basso peso molecolare
17) Dosaggio della PGI_2 (prostaciclina) (inibitore piastrinico fisiologico): insufficienza renale, diabete, aterosclerosi, sindrome di Moschowitz
18) Dosaggio del trombossano B2: studio di iperreattività piastrinica, studio di anomalie nel metabolismo delle prostaglandine
19) Tempo di trombina: studio delle anomalie delle trasformazione del fibrinogeno in fibrina
20) Dosaggio del fibrinopeptide A: ricerca di attività trombinica

Diagnostica non invasiva delle vasculopatie

La diagnostica delle patologie vascolari ha registrato in questi anni notevoli progressi grazie alla definitiva affermazione di metodiche non invasive sempre più sensibili in grado di svelare, in maniera rapida, non dolorosa e ripetibile le modificazioni emodinamiche indotte non solo da lesioni clinicamente evidenti (trombosi, stenosi serrate), ma anche da lesioni asintomatiche (Tabella 5.3).

Tabella 5.3. Metodiche strumentali incruente

1) **Ultrasonografiche** (Doppler ad onda continua o CW, pulsato o PW, con analisi spettrale, sistemi Doppler imaging)
2) **Pletismografiche** (*strain-gauge*, reografia, fotopletismografia)
3) **Isotopiche** (clearance muscolare e cutanea, angioscintigrafia)
4) **Termografiche** (teletermografia, termometria)
5) **Pressorie** (pulse volume recording, oscillografia, morfoscillografia)
6) **Complementari** (Laser Doppler, capillaroscopia, ossimetria, fonoarteriogramma)

Fra i vari indici pressori e dinamici che sono stati proposti (caviglia-braccio, coscia-braccio, pressione-perfusione, resistenza, distensibilità carotidea, ecc.), l'indice caviglia-braccio o indice di Winsor è quello di più semplice e di diffusa applicazione. Esso viene misurato calcolando il rapporto esistente tra i valori pressori assoluti rilevati alla caviglia (sull'arteria tibiale posteriore o anteriore) e all'arto superiore. In condizioni normali, non esiste gradiente pressorio tra i due distretti (valore normale = 1-1,2 o 100-120), mentre in caso di ischemia periferica il rapporto diminuisce in misura proporzionale al grado di ipoperfusione, rappresentando un fedele parametro della gravità della malattia.

L'altro aspetto certamente più interessante del Doppler è dato dalla possibilità di studiare il paziente in condizioni dinamiche, cioè sotto sforzo, valutandone le modificazioni qualitative (morfologia dell'onda) e quantitative (diminuzione pressoria, tempo di recupero dei valori basali) che corrispondono alla fase di *claudicatio* (perimetro di marcia, tempo di recupero). È così possibile quantificare il grado di riserva funzionale del distretto circolatorio (valore prognostico) e valutare l'entità di una stenosi o di una trombosi e la qualità del circolo collaterale (valore diagnostico) (Figg. 5.10, 5.11).

Ecotomografia B-mode

Attraverso una visione bidimensionale del vaso in senso longitudinale e trasversale l'ecotomografia B-mode permette in tempo reale lo studio della morfologia della parete vasale e delle principali modificazioni di calibro. Il valore della metodica consiste nella possibilità di valutare in modo incruento l'evoluzione nel tempo di una lesione vascolare. Sistemi *duplex-scanning* associano un ecotomografo B-mode ad un sistema Doppler permettendo di riconoscere con esattezza le strutture vascolari e di evidenziare stenosi anche subcliniche.

La risonanza magnetica (RM) è la più recente evoluzione delle tecniche di diagnostica non invasiva per immagini rappresentate dalla tomografia computerizzata, dagli ultrasuoni e dalla medicina nucleare, di cui assomma le caratteristiche informative. Essa permette di ottenere informazioni di tipo morfologico, dinamico, strutturale e istometabolico del tessuto. Si ottengono, senza l'ausilio di radiazioni, bensì sfruttando le interazioni dei campi magnetici, delle immagini multiplanari dell'organismo nelle tre proiezioni, trasversale, sagittale e coronale, costituendo un reale miglioramento rispetto alla tomografia computerizzata, che fornisce primariamente solo sezioni trasversali.

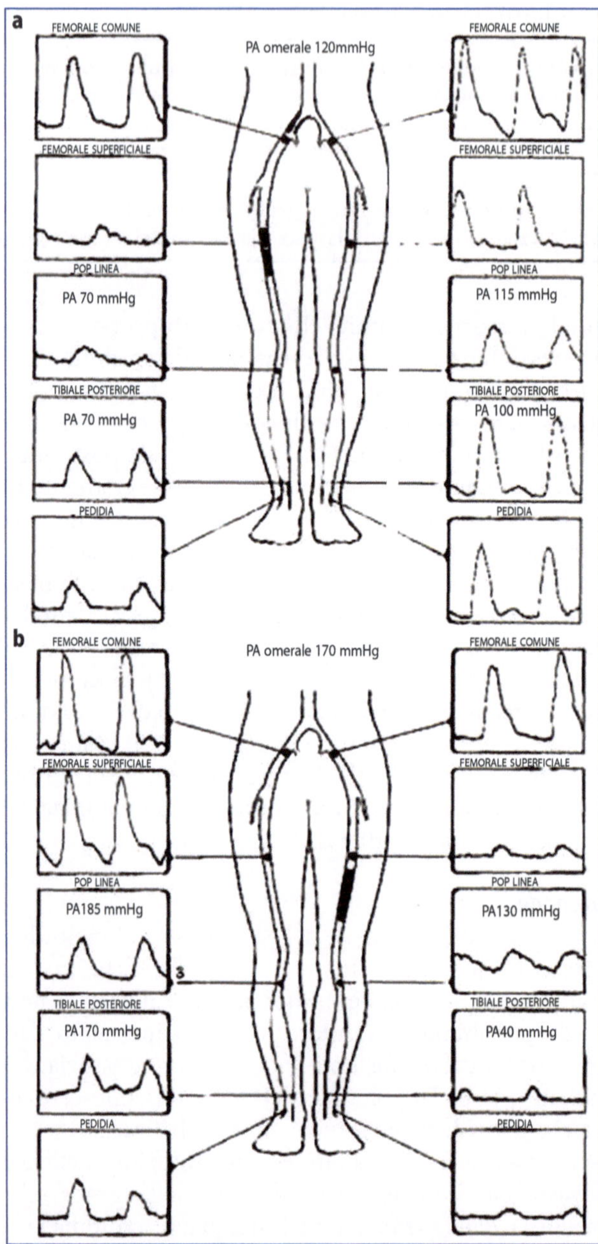

Fig. 5.10a, b. a Velocimetria Doppler: stenosi iliaca destra + trombosi dell'arteria femorale superficiale destra con indice di Winsor = 0,55. **b** Paziente con *claudicatio* riferita al polpaccio e al piede. L'esame velocimetrico mostra una trombosi dell'arteria femorale superficiale sinistra con notevole gradiente pressorio fra ginocchio e caviglia (130 ‡ 40), indice di lesioni associate distali di maggiore significatività emodinamica. In questo caso l'esecuzione di un by-pass femoro-popliteo è spesso destinata all'insuccesso per insufficienza del letto circolatorio (Modificata da: Zannini G (1987) Chirurgie specialistiche. Chirurgia vascolare. USES, Firenze, con autorizzazione)

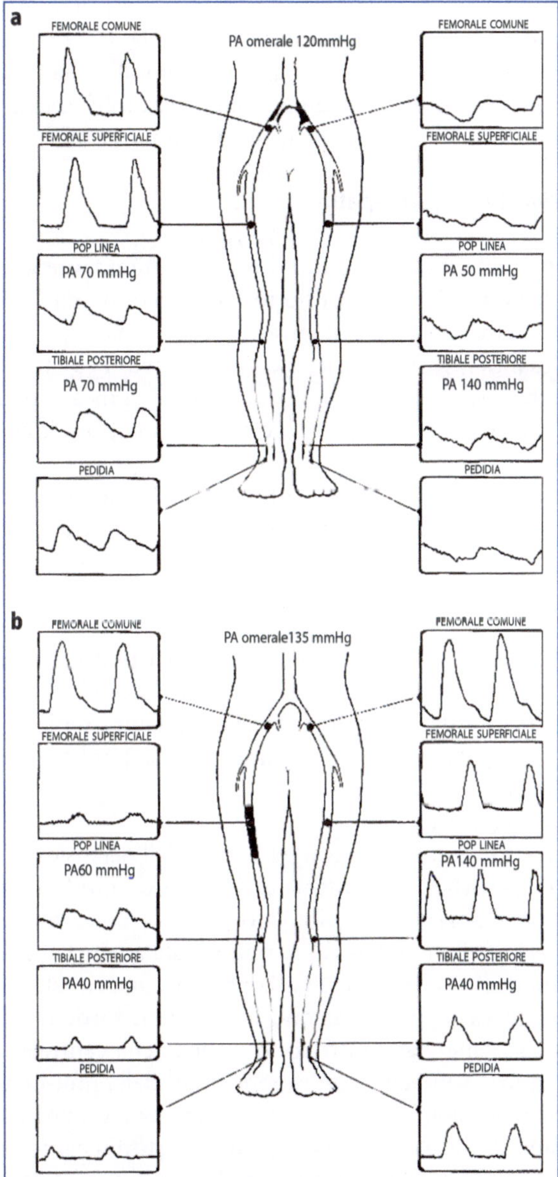

Fig. 5.11a, b. a Esempio di esame Doppler in paziente affetto da trombosi iliaca sinistra e stenosi serrata iliaca destra. Il tracciato mostra complessi da riabilitazione su tutti focolai di sinistra; a destra si apprezza un notevole aumento della velocità sistolica sui focolai femorali. Notevoli riduzioni dei valori pressori distali con indice di Winsor pari a 0,3 (40/110) a sinistra e a 0,63 (70/110) a destra. **b** Esempio di esame Doppler in paziente affetto da trombosi dell'arteria femorale superficiale destra. Il tracciato mostra complessi da riabilitazione sui focolai a valle della trombosi con un notevole diminuzione dei valori pressori. Indice di Winsor pari a 1 a sinistra e a 0,29 a destra (Modificata da: Zannini G (1987) Chirurgie specialistiche. Chirurgia vascolare. USES, Firenze, con autorizzazione)

L'interesse della risonanza magnetica in patologia vascolare deriva non tanto dalle possibilità di studio morfologico (per il quale la TC e gli ultrasuoni sono tuttora validissimi), quanto dalle informazioni ottenibili sulla dinamica dei flussi e sulla possibilità di realizzare un'angiografia "naturale" senza mezzo di contrasto e dagli studi in corso sulle tecniche di "flussimetria RM".

Diagnostica invasiva delle vasculopatie

L'enorme sviluppo delle metodiche non invasive, unitamente alle sempre maggiori possibilità diagnostiche da esse offerte, spinge a domandarsi se queste siano in grado di soppiantare le metodiche invasive tradizionali, quali l'arteriografia e la flebografia. Attualmente, non esiste ancora una metodica in grado di sostituire l'esame angiografico, quando da una valutazione clinica e strumentale si sia pervenuti a una indicazione chirurgica. Si distinguono un'angiografia tradizionale e un'angiografia digitale.

L'esame viene eseguito generalmente in anestesia locale; si impiegano mezzi di contrasto che, unitamente alla radiopacità, posseggono anche elevata solubilità e tollerabilità; la struttura chimica di base di tutti i moderni mezzi di contrasto è l'acido triiodobenzoico. Gli effetti collaterali dose-dipendenti sono legati alla quantità di mezzo di contrasto impiegata e al particolare distretto esaminato.

L'arteriografia tradizionale può essere eseguita per puntura diretta o attraverso cateterismo secondo la tecnica di Seldinger; i vasi accessibili alla puntura sono rappresentati dalla carotide, dall'arteria ascellare e i suoi rami di divisione, dall'aorta addominale, dalla femorale comune e dalla poplitea. Si ottengono le seguenti informazioni:
1) estensione dell'occlusione;
2) condizioni del letto vascolare a monte e a valle dell'occlusione;
3) condizioni dell'asse arterioso controlaterale in caso di un'occlusione iliaca;
4) compromissione di altri distretti circolatori vicini (renali, mesenteriche).

Accanto all'arteriografia tradizionale si è affermata anche l'angiografia digitale, largamente entrata nell'uso comune. Essa consiste in una ricostruzione radiologica computerizzata del vaso per sottrazione di immagine mediante l'uso di un bolo di mezzo di contrasto che viene introdotto in una vena centrale o in un'arteria, mediante cateterismo. I vantaggi sono rappresentati dalla minore invasività, dalla minore esposizione radiologica del paziente, da un costo unitario minore rispetto all'angiografia tradizionale e dalla possibilità di uno studio contemporaneo di più settori (panangiografia), ottenendo immagini di buona qualità per i vasi di grosso e medio calibro. Per lo studio dei vasi intracranici, dei vasi distali, per uno studio parenchimografico è indispensabile l'impiego di un cateterismo arterioso.

La capillaroscopia ed il laser doppler sono raffinate metodiche di studio del microcircolo e trovano pertanto indicazione nella valutazione delle arteriopatie funzionali e delle microangiopatie (diabete, collagenopatie). Si eseguono mediante l'osservazione diretta di una sezione microvasale della congiuntiva o della regione ungueale.

Classificazione delle arteriopatie periferiche

Le lesioni ostruttive arteriose possono essere localizzate:
1) nel tratto aorto-iliaco;
2) nel tratto femoro-popliteo;
3) nel tratto popliteo-tibiale.

Ostruzioni aorto-iliache

La causa più frequente è l'aterosclerosi che incide per oltre il 90%. In rapporto al quadro angiografico è possibile la seguente classificazione:
1) Tipo I: comprende le stenosi aortoiliache segmentarie, limitate al tratto distale dell'aorta e delle arterie iliache comuni; si riscontra in circa il 13% delle ostruzioni aorto-iliache, colpisce soggetti più giovani (4ª-5ª decade di vita), con una scarsa incidenza di ipertensione e diabete, ma con una percentuale elevata di dislipidemie;
2) Tipo II: il processo steno-ostruttivo si estende in basso fino a interessare l'arteria iliaca esterna e la femorale comune; rappresenta circa il 20% delle ostruzioni aorto-iliache;
3) Tipo III: rappresenta il 70-75% delle aorto-iliache; il processo occlusivo interessa il tratto aorto-iliaco e femoro-popliteo, colpendo quasi costantemente la femorale superficiale, talvolta (soprattutto nei soggetti diabetici) la femorale profonda o, più raramente, il tratto infraarticolare della poplitea e i rami tibiali.

Le lesioni di Tipo II e III interessano pazienti in età medio-avanzata (oltre la 5ª decade di vita) generalmente di sesso maschile e fumatori; coesistono spesso fattori di rischio rappresentati da dislipidemie (35%), diabete (28%), ipertensione arteriosa (21%).

È da sottolineare che negli ultimi tempi si assiste a una progressiva diminuzione della età media di insorgenza della malattia aterosclerotica, che colpisce sempre più spesso anche soggetti al di sotto dei 50 anni.

Il quadro clinico è costituito da:
1) assenza o forte riduzione dei polsi femorali;
2) *claudicatio* "alta" di anca o di coscia;
3) ipotrofia dei muscoli della coscia;
4) riduzione della potenza sessuale fino alla scomparsa dell'erezione;
5) talvolta lesioni trofiche digitali.

La presenza di una *claudicatio* "bassa" di polpaccio in un paziente affetto da ostruzione aorto-iliaca è ugualmente sospetta di un coinvolgimento dell'asse femoro-popliteo-tibiale.

La diagnosi è possibile anche clinicamente e non offre particolari difficoltà, affidandosi a un'accurata anamnesi, al rilievo dei polsi periferici, alle condizioni del trofismo muscolare e cutaneo. Dopo esame eco-doppler, l'esame angiografico è indispensabile per una corretta programmazione chirurgica, al fine di definire la sede, il livello e l'estensione della lesione; la qualità del letto vascolare prossimale e distale; la presenza di alterazioni parietali (aneurismi); la compromissione di altri distretti (splancnico, renale).

Le lesioni di Tipo I e II hanno in genere una prognosi più favorevole e raramente danno un'ischemia grave; l'intervento chirurgico in questi casi viene generalmente eseguito con ottimi risultati immediati e a distanza.

Le lesioni di Tipo III sono invece più spesso responsabili di quadri ischemici gravi con dolore a riposo e lesioni trofiche; la ricostruzione prossimale aorto-iliaco-femorale in questi casi spesso non permette la scomparsa della *claudicatio*, ma solo la regressione del dolore e la guarigione delle lesioni trofiche; la prognosi è pertanto meno favorevole.

La terapia medica, fondamentalmente basata sull'impiego di farmaci vasoattivi e antiaggreganti piastrinici, e la terapia fisica possono esercitare effetti benefici sulla sintomatologia dolorosa. Sono importanti, inoltre, la sospensione del fumo con una dieta alimentare e riduzione del sovrappeso; il riequilibrio glicemico; la correzione della dislipidemia; il trattamento dell'ipertensione; l'osservanza di norme igienico-sanitarie (deambulazione, esercizi fisici).

Tutti questi provvedimenti hanno indubbiamente importanza nel condizionare parzialmente la prognosi futura della malattia, ma i risultati non sono sovrapponibili a quelli ottenibili con la terapia chirurgica.

Le indicazioni all'intervento sono la *claudicatio* invalidante (in rapporto al perimetro di marcia e al grado di disabilitazione sociale e lavorativa del paziente) e la presenza di dolore a riposo o di lesioni trofiche.

Il trattamento chirurgico è indicato in caso di: trombosi aortica "alta", con pericolo di interessamento di una o entrambe le arterie renali; fenomeni tromboembolici distali a partenza da placche ulcerate; lesioni aorto-iliache di tipo aneurismatico e lesioni associate dei vasi renali o mesenterici.

Tipi di trattamento delle ostruzioni aorto-iliache

A seconda della lesione e soprattutto del quadro operatorio, spesso dissimile da quello angiografico, la rivascolarizzazione viene ottenuta o con una disostruzione (TEA, TromboEndoArteriotomia) o con un intervento derivativo (by-pass) o sostitutivo (innesto).

La TEA, in linea di principio, è preferibile al by-pass perché comporta la conservazione dell'arteria e il minor impiego di materiale protesico; inoltre, in caso di trombosi a distanza, è sempre possibile eseguire un intervento derivativo. Le indicazioni sono tuttavia limitate a casi ben selezionati che rispondano ai seguenti requisiti:
1) segmentarietà della lesione generalmente di natura aterosclerotica;
2) assenza di tortuosità o di dilatazioni aneurismatiche;
3) letto vascolare prossimale e distale sano.

La TEA va eseguita cercando di evitare fenomeni di embolizzazione distale o di trombosi precoce a causa del distacco di placche o di formazione di lembi di endoarteria che costituiscono un ostacolo alla progressione del flusso ematico.

La simpaticectomia lombare associata a interventi diretti sull'asse aorto-iliaco viene associata in casi di lesioni trofiche cutanee distali, a patto che sia stata eseguita una rivascolarizzazione periferica ottimale.

La mortalità operatoria è attualmente bassa in virtù delle migliorate tecniche chirurgiche e rianimatorie. La pervietà a distanza nelle maggiori casistiche è dell'80% a 5 anni e del 60% a 10 anni; il persistere dell'abitudine al fumo influenza notevolmente la pervietà a distanza.

Ostruzioni femoropopliteo-tibiali

Le ostruzioni arteriose al di sotto del legamento inguinale costituiscono circa i 2/3 di tutte le arteriopatie periferiche.

L'arteria femorale superficiale è il tratto maggiormente colpito, seguita dall'arteria poplitea, dalle arterie tibiali e dall'arteria femorale profonda. Spesso coesiste un interessamento del tratto aorto-iliaco.

La malattia interessa soggetti di età medio-elevata, generalmente di sesso maschile, fumatori; il diabete è presente in un'elevata percentuale di pazienti e in oltre il 50% delle donne; l'aterosclerosi rappresenta la patogenesi predominante, mentre le forme ad impronta flogistica incidono fra lo 0,5 e il 3%.

La diagnosi clinica, fondata sulla *claudicatio* "bassa" (di polpaccio o di piede) e sull'assenza dei polsi periferici, viene facilmente confermata dall'ecodoppler.

L'esecuzione di test velocimetrici funzionali e il rilievo delle pressioni segmentarie sistoliche è di fondamentale importanza nella valutazione dell'operabilità dei pazienti che presentano lesioni associate a vari livelli.

L'esame angiografico è indispensabile ai fini del trattamento chirurgico.

Le indicazioni all'intervento sono più selettive rispetto all'arteriopatia aorto-iliaca in virtù del calibro ridotto dei vasi, della frequente compromissione delle arterie tibiali (reflusso scarso), dell'evoluzione spesso lenta della malattia e di una minore pervietà a distanza delle rivascolarizzazioni più basse.

L'intervento chirurgico è nettamente indicato in caso di ischemia grave o di lesioni trofiche estese, allo scopo di salvare l'arto da un'amputazione certa; per i pazienti allo stadio di semplice *claudicatio* e con ischemia moderata, l'intervento va eseguito in casi selezionati, valutando il grado di disabilitazione, l'età del soggetto, il quadro angiografico, l'evoluzione della malattia, anche in rapporto a periodi di terapia medica e dì modificazione delle abitudini di vita.

La TEA può essere fatta di rado, l'intervento più comune è il by-pass. L'anastomosi superiore viene eseguita di regola a livello della biforcazione femorale, in modo da ottenere una eventuale disostruzione dell'ostio della femorale profonda.

L'anastomosi inferiore si fa, a seconda dei casi, sulla femorale superficiale (raramente), sulla poplitea sopra- o sotto-articolare o, in caso di ostruzione più estesa e di più grave sintomatologia dolorosa, sul tronco tibio-peroniero dell'arteria peroniera, sulla tibiale anteriore o posteriore.

La simpaticectomia lombare isolata trova indicazioni nei casi di localizzazioni plurime o distali. La presenza di lesioni trofiche costituisce indicazione a una simpaticectomia lombare associata all'intervento di rivascolarizzazione.

La mortalità operatoria è bassa.

I risultati migliori, valutabili nell'ordine del 65-75% di pervietà a distanza di 7 anni dall'intervento, sono riferiti a pazienti con lesioni meno estese.

Arteriopatia diabetica

È un'affezione generalmente grave per il tipo di lesione, a elevata componente infiammatoria e frequente sviluppo di necrosi umide, per la tendenza all'estensione e all'infiltrazione dei piani muscolo-aponeurotici e per la localizzazione pluridistrettuale.

Occorre distinguere fra arteriopatia ostruttiva dei vasi di grosso e medio calibro in corso di diabete (macroangiopatia) e vasculopatia diabetica propriamente detta, localizzata nei vasi di piccolo calibro (microangiopatia).

Nel primo caso si tratta di una comune lesione aterosclerotica cui il diabete impone un decorso e una fisionomia particolari. Nel caso della microangiopatia, invece, la malattia dominante responsabile è il diabete e la sofferenza vascolare ne costituisce uno degli aspetti anatomo-clinici.

Il diabete, oltre che associato alla malattia aterosclerotica, può essere interpretato anche come una complicanza, in quanto può intervenire successivamente nel decorso della malattia quale espressione di una compromissione dei vasi arteriosi viscerali e di una secondaria sofferenza pancreatica.

Gli aterosclerotici diabetici presentano localizzazioni e tipi di lesione preferenziali sotto forma di maggiore tendenza alla trombosi e alle calcificazioni parietali, aspetti di tipo aneurismatico in vasi che in genere risultano colpiti o parzialmente indenni dal processo aterosclerotico. Nelle forme di microangiopatia il sintomo dominante è rappresentato dalla lesione trofica che apre il quadro clinico in apparente pieno benessere, quasi sempre dopo una causa slatentizzante come un trauma, anche di modesta entità. Spesso l'espressione iniziale può essere una semplice callosità esuberante che successivamente si infetta e si ulcera; il dolore è presente, sia per la concomitante neuropatia, sia per la comparsa di infezioni, linfoadeniti e flebiti satelliti. Il quadro clinico del "piede diabetico" si differenzia dalla cancrena aterosclerotica per una maggiore tendenza invasiva, per l'associazione quasi costante di un'infezione, per il carattere umido, per l'associazione di micosi ed epidermopatie, per la frequente compartecipazione del sistema linfatico (linfangite), venoso (stasi), muscolare e osteoarticolare (osteoporosi, osteolisi, osteomielite). L'infezione è in genere sostenuta da una flora polimicrobica anaerobica o Gram-negativa.

Il trattamento conservativo è indicato nelle forme di microangiopatia e si basa principalmente sul riequilibrio glicemico; inoltre, sui farmaci vasoattivi sugli antiaggreganti piastrinici, sugli spasmolitici vasali e sull'impiego di vitamine, in particolare A ed E in alte dosi. Fondamentale la terapia detergente e disinfettante locale con lavande abbondanti di sostanze disinfettanti. Nelle forme di cancrena estese o infiltranti si dimostra molto utile l'impiego della camera iperbarica. Con queste norme terapeutiche e con un'attenta igiene del piede, si ottiene talvolta un miglioramento della lesione, quando la situazione circolatoria non sia fortemente compromessa. In particolare è importante come indice prognostico il calcolo dell'indice di Winsor: se è alto (non vi sono cioè gravi deficit circolatori), le lesioni trofiche anche estese possono guarire con adeguata terapia generale. Per contro, se l'indice è basso (vi è cioè una elevata componente ischemica associata), la possibilità dì controllare una lesione trofica è di gran lunga più ridotta e conseguentemente più elevata l'incidenza di amputazioni.

La terapia riparativa diretta costituisce il cardine del trattamento in tutte le forme di macroangiopatia e non differisce da quella in uso per le arteriopatie aterosclerotiche.

Arteriopatie a impronta flogistica

Costituiscono una quota esigua delle arteriopatie periferiche (0,5-5% a seconda delle diverse esperienze); il termine attuale viene preferito a quello di "tromboangloite obliterante" o "morbo di Burger" in quanto è molto difficile riscontrare casi che corrispondano ai requisiti richiesti dall'originale definizione degli autori che per prima descrissero queste patologie (Winiwarter nel 1878 e Burger nel 1908).

Fino a qualche anno fa si tendeva a etichettare come "burgeriani" tutti i pazienti al dì sotto dei 40 anni con insufficienza circolatoria degli arti inferiori. Recentemente il problema è stato sottoposto a revisione critica e da parte di alcuni Autori si arriva perfino a dubitare della reale esistenza della malattia che, comunque, non incide più dello 0,5%, mentre le restanti sono arteriopatie infiammatorie aspecifiche.

La definizione migliore del morbo di Burger è la seguente: flebite rara, cronica e ricorrente e arterite che interessa i piccoli vasi dei quattro arti con preponderanza negli uomini giovani, fumatori, che non manifestano segni di diabete mellito o ipertensione. È un'entità clinica separata e distinta dall'arteriosclerosi obliterante.

Da un punto di vista istologico e anatomo-patologico la malattia presenta le seguenti caratteristiche:
1) presenza di trombi di insorgenza recente intra-luminali con microascessi asettici;
2) frequente ricanalizzazione del trombo;
3) interessamento contemporaneo di arterie, vene e linfatici;
4) reazione flogistica periavventiziale con inglobamento del fascio neurovascolare;
5) conservazione della normale architettura da parte della parete vascolare;
6) assenza di placche o calcificazioni;
7) integrità dei vasi prossimalmente alla lesione ostruttiva;
8) interessamento delle arterie e vene di piccolo calibro.

La diagnosi differenziale va posta con l'arteriopatia aterosclerotica, con l'arteriopatia diabetica e con le arteriti infettive acute, specifiche e in corso di collagenopatie.

L'angiografia è l'indagine decisiva.

La terapia medica vasoattiva per via generale o locale endoarteriosa dà risultati variabili; alcune possibilità terapeutiche sono offerte dalla malarioterapia e dalla piretoterapia eseguita con vaccino piogeno polivalente. La piretoterapia esplica un'evidente azione benefica, soprattutto sul dolore, con un meccanismo non ancora ben conosciuto. La terapia chirurgica diretta è in genere di difficile attuazione per la localizzazione dell'ostruzione e per la scarsità del circolo distale; maggiori indicazioni trova la terapia indiretta di simpaticectomia con gli inevitabili limiti imposti dall'età giovanile dei pazienti e dal carattere bilaterale delle lesioni che imporrebbero l'esecuzione di interventi bilaterali con conseguenze negative sulla potenza sessuale.

A complemento del trattamento medico, nei casi a elevata componente dolorosa può essere utile la terapia antalgica. L'evoluzione naturale della malattia risente favorevolmente della sospensione del fumo. In un'elevata percentuale dei casi si rende necessaria l'amputazione.

Nuovi approcci diagnostici in patologia clinica: la tecnologia del *microarray*

Oltre alle diagnosi di laboratorio con metodiche classiche, nuovi strumenti di genomica funzionale sono al servizio della diagnostica delle vasculopatie. L'insieme dei geni trascritti dal DNA genomico in una determinata cellula viene definito come profilo di espressione. Per comprendere le funzioni dei geni, cioè l'attività ed i ruoli biologici delle proteine da essi codificate, è fondamentale conoscere quando, dove e fino a che livello i geni stessi vengono espressi. Inoltre, i cambiamenti nei profili di espressione genica possono fornire indizi sui meccanismi regolatori e sul quadro più generale delle funzioni biologiche. Questa conoscenza può incrementare le informazioni di base sulla causa e sulle conseguenze delle malattie, sul modo in cui i farmaci ed i loro metaboliti agiscono nelle cellule e negli organismi e su quali prodotti genici potrebbero avere usi terapeutici o essere bersagli appropriati per un intervento terapeutico. Inoltre, la determinazione dei profili di espressione può anche essere utile per l'identificazione di indicatori diagnostici e *markers* prognostici in grado di guidare un trattamento clinico individualizzato. Tuttavia, è importante sottolineare che nessun nuovo approccio ha soppiantato i metodi convenzionali. Infatti, tecniche come il *Northern Blot*, il *Western Blot* e l'RT-PCR costituiscono tuttora strumenti essenziali per l'integrazione dei dati e per il *follow-up* di geni, *pathways* e meccanismi identificati mediante nuove tecniche come i *microarray*.

I *microarray* forniscono soluzioni senza precedenti per la produzione di profili di espressione genica relativamente obiettivi, in quanto consentono di analizzare simultaneamente l'espressione di migliaia di differenti geni mediante l'ibridazione con sonde specifiche fissate su un supporto solido costituito da materiali come vetro, plastica, silicone, oro o gel sul quale le sonde(oligonucleotidi o frammenti di cDNA) sono fissate o sintetizzate ad alta densità (ad esempio, diecimila per centimetro quadrato). Gli RNA ottenuti dal campione di interesse, o i corrispondenti cDNA (DNA complementare), marcati con radioisotopi o con fluorocromi, vengono ibridati con il *microarray* (o *chip*). Per quantificare i risultanti segnali di ibridazione vengono usate misure della radioattività o della fluorescenza. Il risultato è un'immagine ottenuta da uno scanner a fluorescenza o un *phosphorimager*, che può essere interpretata mediante il software di un computer che provvede ad una valutazione semiquantitativa dei livelli dell'espressione genica. L'applicazione di analisi statistiche dei dati del *microarray* permette una classificazione ed un raggruppamento dei geni secondo la loro *up-regulation* o *down-regulation*. Inoltre i microarrays possono anche essere usati per analizzare il DNA genomico piuttosto che l'mRNA, per caratterizzare le interazioni delle proteine e potenzialmente di altri tipi di molecole con il DNA a doppio filamento.

L'analisi mediante *microarray* ha già fornito validi spunti sulla biologia del cancro. Nella medicina cardiovascolare, l'importanza dci cambiamenti dell'espressione genica e la disponibilità del tessuto a fini sperimentali sono spesso limitati, tuttavia i dati rapidamente accumulati sostengono il considerevole potenziale di questa tecnica nell'esplorare i meccanismi della malattia e l'effetto del trattamento.

I *microarray* sono stati usati per studiare il profilo di espressione genica di cellule endoteliali in coltura esposte a *shear stress* per 24h, ed è stato dimostrato che stimoli meccanici inducono cambiamenti nel profilo trascrizionale delle cellule muscolari lisce. Le cellule endoteliali esposte allo *shear stress* per 7 giorni aumentano l'espressione di molti geni ma di un solo fattore trascrizionale endoteliale, il *Kruppel like factor 2* (KLF2). Il KLF2 è un bersaglio per la trasduzione del segnale dell'angiotensina II ed un essenziale regolatore del rimodellamento cardiovascolare. Alcuni dati ottenuti con i *microarray* sono:

1. è stato dimostrato che l'omocisteina può attivare la 3-idrossi2-metilglutaril coenzima reduttasi nelle cellule endoteliali vascolari promuovendo l'aterogenesi;
2. nelle cellule muscolari lisce è stato identificato un nuovo *pathway* genico implicato nell'infiammazione vascolare;
3. mediante esperimenti su topi ipercolesterolemici è stata identificata una lunga lista di geni precoci coinvolti nella disfunzione vascolare e nell'aterogenesi;
4. dal momento che l'insulina può agire su molteplici *pathway* nelle malattie cardiovascolari, i *microarray* possono rivelarsi utili per studiare gli effetti dell'*Insulin-Like Growth Factor-1* (IGF-1) sul profilo di espressione genica nei cardiomiociti.

La proteomica nella medicina cardiovascolare

Le proteine, che costituiscono il prodotto finale del processo di espressione genica, sono direttamente responsabili di tutte le forme e funzioni biologiche. È stato stimato che nell'uomo esiste, a causa soprattutto dello splicing alternativo, un numero di proteine (circa 200.000) pari a circa 6-7 volte quello dei geni. Le proteine non sono soltanto più numerose dei geni, che le codificano, ma sono anche molto più complesse nella struttura. Inoltre, le proteine mature sono anche soggette ad una somma di modificazioni post-traduzionali, incluso la *proteolisi, l'ossidazione sulfidrilica e le formazioni di ponti disolfuro, la fosforilazione, la glicosilazione, la S-nitrosazione, l'acilazione dei grassi e l'ossidazione.*

La proteomica consiste nella determinazione della sequenza, delle modificazioni post-traduzionali e della funzione delle proteine che compongono un dato proteoma, ovvero l'insieme delle proteine espresse da un sistema biologico. La ragione principale per analizzare questo tema è che il campo della proteomica, anche se è relativamente nuovo e mutevole, ha veramente il potenziale di rivoluzionare il modo di valutare il rischio e di formulare la diagnosi, la prognosi e la strategia terapeutica. Inoltre, definisce una base biologica razionale per collegare le conseguenze dei fattori ambientali direttamente ai prodotti genici.

La ragione per la quale alcuni individui che fumano hanno estese malattie aterotrombotiche più frequentemente dei non fumatori è nel proteoma, non nel genoma, e nella suscettibilità di proteine specifiche di subire modificazioni ossidative da parte di componenti specifici presenti del fumo della sigaretta. L'ossidazione delle LDL, una chiave per comprendere l'aterogenesi, è riflessa nel proteoma, non nel genoma, perché le modificazioni ossidative riguardano la *catena laterale degli amminoacidi della aproteina B* (come anche i componenti lipidici della particella). Nell'iperomocisteinemia, la formazione di ponti disolfuro mista, fra catene laterali di proteine ed omocisteina, potrebbe modificare la funzione proteica e dare un contributo al rischio di aterotrombosi. Nei diabetici l'ossidazione e la glicosidazione sono fattori importanti e determinanti delle conseguenze cliniche degli *stati iperglicemici*, inclusa la malattia vascolare diabetica.

La proteomica umana è ancora agli inizi, però potrebbe essere la chiave giusta per comprendere la storia naturale del danno vascolare. Aspettarsi che la conoscenza del genoma umano offra uno studio dettagliato è semplicistico come aspettarsi che la pianta di una casa ci descriva adeguatamente la casa attuale in tutta la sua complessità. Se il genoma è la pianta, il proteoma è la casa. La complessità dei sistemi biologici è una conseguenza delle proteine che interagiscono con altre proteine, che cambiano funzione e struttura, che si legano a cofattori e che, lavorando in concerto, implementano il metabolismo o altre vie funzionali ed essenziali per la cellula ed il comportamento dell'organismo.

Prese insieme, le variazioni in questo percorso definiscono il *fenotipo* dell'organismo e della cellula che è alla base della *biodiversità*.

L'analisi del proteoma è, però, limitata dalla sensibilità, dalla specificità, e dalla quantità dei dati da analizzare. L'applicazione della proteomica nel danno vascolare presenta grandi promesse. Probabilmente, nel prossimo futuro si avrà che l'analisi di un semplice campione plasmatico potrà fornire un'unica informazione prognostica circa i rischi di un individuo rispetto a malattie su base aterotrombotica, o sulla prognosi di questi disturbi.

Letture consigliate

Cai H, Harrison DG (2000) Endothelial dysfunction in cardiovascular diseases: the role of oxidant stress. Circ Res 87:840-844

Cooke JP (2004) Asymmetrical dimethylarginine: the Uber marker? Circulation 109:1813-1819

Creager MA, Gallagher SJ, Girerd XJ et al (1992) L-arginine improves endothelium-dependent vasodilation in hypercholesterolemic humans. J Clin Invest 90:1248-1253

De Nigris F, Lerman A, Ignarro LJ et al (2003) Oxidation-sensitive mechanisms, vascular apoptosis and atherosclerosis. Trends Mol Med 9:351-359

Lander ES, Linton LM, Birren B et al (2001) Initial sequencing and analysis of the human genome. Nature 409:860-921

Levy MN, Pappano AJ (2007) Cardiovascular physiology, 9th Ed. Mosby Physiology Monograph Series, 288 pp

Nakamura M, Vanhoutte PM (1991) The coronary circulation in physiological and pathophysiological states. Springer-Verlag, Tokio

Napoli C, D'Armiento FP, Mancini FP et al (1997) Fatty streak formation occurs in human fetal aortas and is greatly enhanced by maternal hypercholesterolemia. Intimal accumulation of low density lipoprotein and its oxidation precede monocyte recruitment into early atherosclerotic lesions. J Clin Invest 100:2680-2690

Napoli C, de Nigris F, Welch JS et al (2002) Maternal hypercholesterolemia during pregnancy promotes early atherogenesis in LDL receptor-deficient mice and alters aortic gene expression determined by microarray. Circulation 105:1360-1367

Napoli C, Glass CK, Witztum JL et al (1999) Influence of maternal hypercholesterolaemia during pregnancy on progression of early atherosclerotic lesions in childhood: Fate of Early Lesions in Children (FELIC) study. Lancet 354:1223-1224

Napoli C, Palinski W (2001) Maternal hypercholesterolemia during pregnancy influences the later development of atherosclerosis: clinical and pathogenic implications. Eur Heart J 22:4-9

Ross R (1999) Atherosclerosis. An inflammatory disease. N Engl J Med 340:115-126

Steinberg D, Gotto AM (1999) Preventing coronary artery disease by lowering cholesterol levels: fifty years from bench to bedside. JAMA 282:2043-2050

Zannini G (1987) Chirurgie specialistiche. Chirurgia vascolare. USES, Firenze

CAPITOLO 6

Alterazioni della pressione sanguigna arteriosa

Introduzione

Durante la pratica clinica, la manifestazione più comune di alterazione cardiovascolare è il riscontro di elevati livelli pressori arteriosi. Questo stato ha importanti ripercussioni a livello delle cellule endoteliali, della funzione endoteliale e dello sviluppo aterosclerotico.

Nel mondo milioni di individui hanno ipertensione arteriosa, definita come pressione sanguigna sistolica di 140 mmHg ed oltre e pressione diastolica di oltre 90 mmHg. Questa prevalenza dell'ipertensione aumenta con l'aumento dell'età tanto da rappresentare oggi il disturbo più comune in alcuni paesi occidentali, come ad esempio gli Stati Uniti. Il rischio cardiovascolare aumenta proporzionalmente ai livelli di pressione; sebbene sia presente sia negli uomini che nelle donne, la mortalità è più bassa tra le donne che tra gli uomini. Il rischio cardiovascolare assoluto associato ad elevato valore di pressione sanguigna dipende dalla presenza e dall'assenza di altri fattori di rischio associati (ad esempio, diabete, abitudine al fumo di sigarette, dislipidemie, familiarità, ecc.)

Patogenesi e classificazione dell'ipertensione arteriosa

Oggi è stato riconosciuto che il 90-95% di tutti i pazienti con ipertensione hanno ciò che è stata definita *ipertensione primaria o essenziale.* C'è stato un notevole sviluppo nella conoscenza dei fattori che contribuiscono all'ipertensione essenziale. Primo fattore da considerare nell'eziologia dell'ipertensione essenziale è il ruolo dell'eredità familiare. Studi su diverse popolazioni hanno dimostrato la tendenza dell'ipertensione ad essere presente in gruppi familiari, anche se rimane incerto il modo in cui l'eredità influisce sui numerosi meccanismi patogenetici coinvolti nel controllo della pressione sanguigna. La maggioranza degli studi si è concentrata sui meccanismi di trasporto del sodio e di altri cationi, sul ruolo giocato dal sistema nervoso centrale e barorecettoriale e dal sistema renina-angiotensina-aldosterone sul controllo della pressione sanguigna.

È stata riconosciuta l'importanza di influenze razziali, ma soprattutto sono chiamati in causa l'ambiente socioeconomico, l'obesità, l'inattività fisica, il fumo e l'alcool.

Negli ultimi dieci anni lo sviluppo di nuovi farmaci ha tenuto conto dei meccanismi che influenzano la pressione sanguigna, e il loro numero continua ad evolversi.

Una particolare forma è l'ipertensione maligna, ad andamento rapido e progressivo, che ha come base etiopatogenetica un progressivo disturbo renale (spesso una stenosi dell'arteria renale).

Vi è una relazione di causa-effetto anche tra l'ipertensione arteriosa moderata e il progressivo interessamento renale, per cui un trattamento più aggressivo ed un maggiore controllo della pressione sanguigna sono assolutamente indicati anche nei pazienti con ipertensione moderata (fase I o II).

La classificazione tradizionale dell'ipertensione non è riuscita a spiegare l'impatto che l'alta pressione sanguigna arteriosa ha sui rischi di malattie cardiovascolari in generale, per cui è emersa una nuova classificazione. La nuova classificazione (Tabella 6.1) descrive le fasi della pressione sanguigna e riconosce che tutti gli stadi dell'ipertensione sono associati all'aumento della mortalità per malattie cardiovascolari. Più è alta la pressione sanguigna arteriosa e più è elevato il rischio. Un'elevata pressione sanguigna, fase I, precedentemente definita "moderata", è la forma più comune nella popolazione adulta ed è responsabile per gran parte dell'eccesso di morbilità, di mortalità e di disabilità attribuitole.

Questa classificazione non tiene conto di altri importanti fattori di rischio. Per esempio, dovrebbero essere valutati la dislipidemia, il fumo, il diabete, l'inattività fisica e l'obesità. La ricerca di questi altri fattori di rischio cardiovascolari è importante per il successo della cura dei pazienti ipertesi.

Le manifestazioni cliniche delle malattie degli organi bersaglio sono specificate in un nuovo sistema di classificazione. I rischi generali di malattie cardiovascolari ad ogni livello di alta pressione sanguigna aumentano nelle persone affette da malattie dell'organo bersaglio (Tabella 6.2).

Le raccomandazioni del *Joint National Commitee on Detection, Evaluation, and Treatment of High Blood Pressure* sono utili per il lavoro dei medici. La diagnosi dell'ipertensione negli adulti viene confermata quando la media di due o più misure della pressione diastolica in due o più visite sia di 90 mmHg o mag-

Tabella 6.1. Classificazione della pressione sanguigna arteriosa degli adulti (dai 18 anni in poi)

	Pressione sanguigna (in mmHg)	
Categoria	Sistolica	Diastolica
Normale	< 130	< 85
Normale alta	130-139	85-89
Ipertensione		
Stadio I (debole)	140-159	90-99
Stadio II (moderata)	160-179	100-109
Stadio III (grave)	180-209	110-119
Stadio IV (molto grave)	≥ 210	≥ 120

Tabella 6.2. Organi bersaglio e manifestazioni cliniche

Il sistema organico	Le manifestazioni
Cardiaco	Evidenza clinica, elettrocardiografica o radiologica delle malattie delle arterie coronarie Ipertrofia ventricolare sinistra diagnosticata con l'elettrocardiografia o con ecocardiografia Disfunzione ventricolare sinistra o disfunzione cardiaca
Cerebrovascolare	Infarto ischemico (TIA) o ictus
Periferia vascolare	Assenza di uno o di più pulsazioni principali negli arti (escluso il *pedis dorsalis*) con o senza *claudicatio intermittens* Aneurisma
Renale	Creatinina nel siero $\geq$ 130 µmol/L (1.5 mg/dl) Proteinuria Microalbuminuria
Retinopatia	Emorragia o essudato, con o senza edema della papilla del nervo ottico

giore, o quando la media di più misure di pressione sistolica sia di 140 mmHg o maggiore. La conferma della pressione sanguigna in visite successive aiuterà a determinare se gli aumenti iniziali rimangono alti e se di conseguenza richiedono misurazioni periodiche. Le diagnosi dell'ipertensione e le decisioni sui trattamenti non devono mai essere fatte su una singola misura della pressione sanguigna.

Valutazione del paziente iperteso e stile di vita

Circa il 20% della popolazione è a rischio di ipertensione. La valutazione iniziale di pazienti con ipertensione dovrebbe essere accompagnata dalle risposte alle seguenti domande:
1. I pazienti hanno un'ipertensione primaria o secondaria?
2. È presente una patologia di un organo bersaglio?
3. Sono presenti fattori di rischio cardiovascolari oltre all'ipertensione?

La storia medica dovrebbe includere l'anamnesi familiare con specifici quesiti sull'ipertensione dei familiari in particolare sulla mortalità prematura, sulla presenza di consanguinei con diabete, con malattie renali o con feocromocitoma. Dovrebbe essere fatta un'attenta analisi di tutti i farmaci prescritti e assunti dal paziente, poichè numerosi agenti farmacologici possono interagire con i farmaci antipertensivi, aumentando la pressione sanguigna o bloccando la loro efficacia. Dovrebbe essere accertata la presenza o l'assenza di altri fattori di rischio cardiovascolare come l'obesità, il fumo, l'iperlipidemia, l'intolleranza ai carboidrati, la presenza o l'assenza di fattori psicosociali ed ambientali come stress emotivi, status socioeconomico o abitudini alimentari e culturali specifiche che possono avere un effetto sulla pressione sanguigna arteriosa e sul successivo utilizzo di farmaci. In particolare, dovrebbe essere regolata la quantità di assunzione giornaliera di sodio e di alcool.

L'uso di contraccettivi orali da parte di giovani donne e l'abuso di alcool sia da parte degli uomini che delle donne rappresentano le due maggiori cause di ipertensione reversibile. I sintomi di coinvolgimento degli organi bersaglio possono essere rilevati da una storia di attacchi ischemici transitori, ictus del miocardio, *angina pectoris*, malattie cardiache aterosclerotiche e aterosclerosi degli arti. Variazioni nella composizione dell'urina possono essere un primo indizio per focalizzare malattie renali indotte da ipertensione o altre forme di malattia del parenchima renale. L'esame fisico del paziente dovrebbe aiutare a verificare il grado di coinvolgimento degli organi bersaglio e può fornire ulteriori indizi per cause secondarie di ipertensione. Dovrebbe essere eseguita una misurazione attenta della pressione sanguigna arteriosa, dell'altezza e del peso e una valutazione del fondo oculare per evidenziare la riduzione arteriolare, la compressione arterovenosa, le emorragie, o l'edema della papilla. La palpazione del collo evidenzia rumori carotidei, ingrossamento della tiroide, vene del collo distese. L'esame del cuore stabilisce il ritmo e la grandezza, la presenza e l'assenza di soffi cardiaci. L'auscultazione attenta dei polmoni per suoni o respiri anomali può aiutare a stabilire la presenza o l'assenza di insufficienza cardiaca congenita o la possibilità di una malattia polmonare cronica. L'esame dell'addome deve includere sia l'auscultazione che la palpazione per evidenziare reni ingrossati, masse addominali o la dilatazione dell'aorta addominale.

L'esame delle estremità può rivelare pulsazioni arteriose periferiche deboli o assenti, rumori, edemi, e un'attenta valutazione neurologica stabilirà la presenza di deficit neurologici. L'anamnesi e l'esame fisico dovrebbero essere complementari ad esami attentamente selezionati di laboratorio, attuati preferibilmente prima dell'inizio della terapia. L'esame dell'emoglobina, dell'ematocrito, l'analisi delle urine, del potassio serico, della creatinina serica e un elettrocardiogramma aiutano a determinare la gravità della malattia vascolare o la presenza di un coinvolgimento di un organo bersaglio e potrebbero fornire gli indizi per una diagnosi di ipertensione secondaria.

L'aggiunta di un dosaggio nel siero del profilo lipidico, di calcio, di acido urico e di glucosio a digiuno aiuta ad identificare altri fattori di rischio cardiovascolare. Quando la diagnosi dell'ipertensione è stata stabilita, deve iniziare il processo educativo del paziente. Per la riuscita della terapia, i pazienti devono essere consapevoli che l'ipertensione è una malattia che può durare per tutta la vita, che è di solito asintomatica, poiché i sintomi non corrispondono ai livelli di pressione sanguigna. Essi devono essere ben consci che la terapia controlla l'ipertensione e che il controllo ottimale è di solito compatibile con un'eccellente prognosi a lungo termine e con una buona qualità di vita. L'aderenza al regime di vita prescritto è la chiave del successo della terapia ed è direttamente collegata alla volontà del paziente di sottoporsi a farmaci raccomandati e, quando appropriato, a modifiche comportamentali.

La decisione di iniziare la terapia nei pazienti richiede la considerazione sia della gravità dell'ipertensione che della presenza e assenza di altri fattori di rischio cardiovascolare o condizioni di malattia.

La modifica dello stile di vita ha ricevuto una maggiore attenzione negli ultimi anni; sono aumentati i controlli della pressione sanguigna senza farmaci, particolarmente nei pazienti con ipertensione di stadio I. Lo stile di vita può essere un aiuto aggiuntivo anche nei pazienti con ipertensione più grave che sono sottoposti ad una terapia farmacologica, ed include una diminuzione di calorie alimentari, di grassi, di sale e di alcool. Inoltre, si dovrebbe intraprendere un esercizio fisico regolare ed evitare il fumo.

Una limitazione moderata del sodio nella dieta riduce il rischio d'ipertensione e può beneficiare i pazienti ipertesi con una modesta riduzione della pressione sanguigna. Quasi metà dei pazienti che riducono la loro dose di sodio giornaliera a 2 g di sodio (5-6 g di sale) hanno un calo della pressione sanguigna di circa 5 mmHg. In alcuni pazienti di fase I ciò può essere sufficiente a normalizzare la pressione sanguigna senza l'intervento farmacologico, mentre in altri pazienti la limitazione del sodio potenzia l'efficacia antipertensiva della maggior parte dei farmaci. Siccome un'alta concentrazione di sodio è presente nei cibi in scatola, diete prive di sale potrebbero da sole non essere sufficienti, ed i pazienti dovrebbero imparare a leggere con più attenzione le etichette.

Il ruolo di altri agenti come il potassio, il calcio e il magnesio nella genesi dell'ipertensione rimane controverso. Un modesto effetto benefico sulla pressione sanguigna è stato notato dopo la somministrazione del potassio in pazienti ipertesi resi ipocalemici dall'uso di diuretici, per cui la somministrazione di potassio e la prevenzione di ipocalemia nei trattatamenti con diuretici può essere di aiuto. La somministrazione del potassio, pur giocando un ruolo nella prevenzione dell'ipertensione sanguigna, non è utile nel ridurre la quantità dell'assorbimento di sodio. Una ricerca cooperativa, INTERSALT, ha tuttavia identificato una relazione inversa tra la pressione sanguigna e la dose di potassio assorbita nella dieta e trovata nel siero, nell'urina e nell'intero corpo. Il potassio, in combinazione con altre modifiche di stile di vita, può fornire un'ottima strategia per la prevenzione dell'ipertensione. Altri interventi, come l'uso di fibre e di olio di pesce, hanno un effetto meno convincente.

I dati nutrizionali hanno suggerito che l'assorbimento di calcio è più basso negli individui ipertesi rispetto a quelli normotesi, e che la somministrazione di calcio potrebbe diminuire la pressione sanguigna nei pazienti con pressione arteriosa alta. La somministrazione di sali di calcio potrebbe essere presa in considerazione in coloro in cui, per il controllo dell'iperlipidemia, è stata prescritta una limitazione rigida di latticini. Anche bassi livelli di magnesio sono stati rilevati negli individui ipertesi. La terapia diuretica può indurre ipomagnesemia insieme con ipocalemia, e, se ciò accade, la somministrazione di magnesio può essere presa in considerazione nei pazienti trattati con diuretici.

La relazione tra l'obesità e la pressione sanguigna è stata chiaramente stabilita da numerosi studi. È necessario raccomandare la riduzione di peso in tutti gli obesi con ipertensione, fino a non più del 15% del peso ideale. L'obesità della parte superiore del corpo è collegata all'ipertensione, all'indebolimento della tolleranza al glucosio, e all'ipertrigliceridemia. Un aumentato rischio coronarico è stato anche associato all'obesità della parte superiore del corpo, quindi non è solo una questione di peso in assoluto ma anche della sua distribuzione. Sebbene la riduzione della pressione sanguigna rappresenti il primo beneficio di una dieta, dovrebbero essere anche considerati gli effetti favorevoli sulle anomalie dei lipidi plasmatici.

L'alto numero di recidive successive alla riduzione di peso è ampiamente riconosciuto, accentuando l'importanza dell'assistenza medica a lungo termine.

Un forte consumo di alcool (più di 30 gr al giorno di etanolo) può aumentare la pressione arteriosa. Tale quantità di etanolo è contenuta in 60 ml di whisky, 240 ml di vino, 840 ml di birra comune. Smettere di fumare può migliorare in modo considerevole lo status cardiovascolare generale dei pazienti ipertesi. I fumatori aumentano il rischio di ammalarsi di cancro e di malattie croniche polmonari, raddoppiano il rischio di malattia coronarica arteriosa e di morte improvvisa, e aumentano il rischio di ictus da due a dieci volte rispetto a non-fumatori. Essi hanno bisogno di più alte dosi di β-bloccante per controllare la pressione sanguigna. L'abolizione del fumo dovrebbe essere perciò tassativamente incoraggiata negli ipertesi senza distinzione di età.

Un programma regolare di esercizi aerobici isotonici di intensità moderata facilita la situazione cardiovascolare, può aiutare a diminuire il peso negli obesi, e può migliorare la pressione sanguigna. L'esercizio fisico è associato ad un calo della mortalità da cancro e da malattie cardiovascolari. Altri benefici possono riflettersi nei cambiamenti favorevoli nel profilo lipidico. È utile incoraggiare un programma di esercizio isotonico regolare, mentre l'esercizio isometrico deve essere scoraggiato per il forte aumento della pressione sanguigna sistolica e diastolica che è stato descritto con questa forma di esercizio.

Agenti antipertensivi attualmente disponibili e loro razionale scientifico

La terapia con antipertensivi è cambiata molto negli ultimi dieci anni. Nuove classi di farmaci sono state introdotte per uso clinico, come i bloccanti α- e β-adrenergici, l'inibitore dell'enzima che converte l'angiotensina (ACE-inibitore), gli inibitori dei recettori dell'angiotensina, e i farmaci che bloccano i canali del calcio (Tabella 6.3).

L'efficacia di questi agenti e l'alto grado di accettazione dei pazienti hanno portato ad un aumento del loro uso. Un'importante cambiamento nella terapia è rappresentato dall'introduzione di diuretici a base di tiazide.

Tabella 6.3. Agenti antipertensivi attualmente disponibili

Tipo di farmaco	Dosaggio in generale (totale mg/giorno)	Frequenza	Commenti
Agenti diuretici antipertensivi			
Basso dosaggio e consulenza di un dietologo dovrebbero essere seguiti per evitare cambiamenti del metabolismo			
Tiazide e agenti simili			
Bendroflumetiazide	2.5-5	1	È un più efficace antipertensivo rispetto al diuretico eccetto in pazienti con concentrazione di creatinina nel siero $\geq$ 221 μmol/L (2,5 mg/dl)
Benzotiazide	12.5-50	1	
Clorotiazide	125-500	2	
Clortalidone	12.5-50	1	
Ciclotiazide	1.0-2	1	
Idroclorotiazide	12.5-50	1	
Idroflumetiazide	12.5-50	1	Idroclorotiazide o clortalidone sono preferiti in generale e sono usati nella maggior parte degli esami clinici
Indapamide	2.5-5	1	
Meticlotiazide	2.5-5	1	
Metolazone	0.5-5	1	
Politiazide	1.0-4	1	
Quinetazone	25.0-100	1	
Triclormetiazide	1.0-4	1	
Diuretici dell'ansa			
Bumetanide	0.5-5	2	Dosaggi alti di diuretici dell'ansa potrebbero servire per pazienti con un'insufficienza renale o un'insufficienza cardiaca congenita
Torsemide	5.0-200	2	
Furosemide	20.0-32.0	2	
Acido etacrinico	25.0-100		È la sola alternativa per pazienti con un'allergia verso diuretici che contengono solfuri o tiazide
Diuretici depletori di potassio			
Amiloride	5-10	1 o 2	Diuretico debole
Spironolactone	25-100	2 o 3	Principalmente usati in combinazione con diuretici per evitare o annullare l'ipopotassiemia
Triamterene	50-150	1 o 2	Evitare quando la creatinina del siero $\geq$ 221 μmol/L (2,5 mg/dl). Causa ipopotassiemia, soprattutto in combinazione con ACE-inibitori o aggiunta di potassio

segue →

Tabella 6.3. *seguito →*

Tipo di farmaco	Dosaggio in generale (totale mg/giorno)	Frequenza	Commenti
Inibitori adrenergici			
β-Bloccanti			
Atenololo	25-100†	1	
Betaxololo	5-40	1	
Bisoprololo	5-20	1	
Metoprololo	50-200	1 o 2	Agenti selettivi inibiscono an-
Metoprololo (*slow release*)	50-200	1	che i β_2-recettori ad alte dosi
Nadololo	20-240†	1	(potrebbero aggravare l'asma)
Propranololo	40-240	2	
Propranololo (*long-acting*)	60-240	1	
Timololo	20-40	2	
β-bloccanti con un'attività intrinseca simpaticomimetica (ISA)			
Acebutololo	200-1200†	2	Non c'è un vantaggio chiaro
Carteololo	2.5-10†	1	degli agenti con ISA eccetto
Penbutololo	20-80†	1	per pazienti con bradicardia
Pindololo	10-60†	2	che devono ricevere β-bloc-
			canti; questi producono po-
			chi o nessun effetto metaboli-
			co collaterale
α-β-bloccanti			
Labetalolo	200-1200	2	Possono causare effetti postu-
			rali e la titolazione dovrebbe
			essere basata sulla costante
			misura della pressione san-
			guigna
Recettori β_1 bloccanti			
Dossazosina	1.0-1.6	1	Potrebbero causare effetti po-
Prazosina	1.0-2.0	2 o 3	sturali
Terazosina	1.0-2.0	1	
ACE-Inibitori			
Benazepril	1.00-40†	1 o 2	Le dosi del diuretico dovreb-
Captopril	12.5-150†	2	bero essere ridotte prima che
Cilazapril	2.0-5.0	1 o 2	inizi l'azione degli inibitori
Enalapril	2.5-40†	1 o 2	ACE, ogni volta che sia possi-
			bile, per prevenire una ecces-
			siva ipotensione
Fosinopril	10.0-40	1 o 2	Ridurre la dose dei farmaci
Lisinopril	5.0-40†	1 o 2	segnati con "†" in pazienti
Perindopril	1.0-16†	1 o 2	con creatinina nel siero > 221
			μmol/L (2.5 mg/dl)
Quinapril	5.0-80†	1 o 2	Possono causare ipercalemia
Ramipril	1.25-20†	1 o 2	in pazienti con problemi re-
Spirapril	12.5-50†	1 o 2	nali o in quelli che ricevono
			agenti potassio-liberatori

segue →

Tabella 6.3. *seguito* →

Tipo di farmaco	Dosaggio in generale (totale mg/giorno)	Frequenza	Commenti
I calcio antagonisti			
Diltiazem	90-360	3	Questi agenti possono blocca-
Diltiazem (emissione sostenuta)	120-360	2	re o ridurre il ritmo cardiaco provocando infarto
Diltiazem (emissione estesa)	180-360	1	
Verapamil	80-480	2	
Verapamil (di lunga azione)	120-480	1 o 2	
Diidropiridine			
Amlodipina	2.5-10	1	Le diidropiridine rispetto al
Felodipina	5-20	1	diltiazem e al verapamil sono
Isradipina	2.5-10	2	più potenti vasodilatatori.
Nicardipina	60-120	3	Possono causare stanchezza,
Nifedipina	30-120	3	mal di testa, edema periferico,
Nifedipina (GITS)	30-90		tachicardia
Inibitori recettoriali dell'angiotensina			
Losartan	50-100	6-9 (h)	Biodisponibilità 33%
Candesartan	8-16	9 (h)	14%
Eprosartan	600-800	5-9 (h)	13%
Irbesartan	75-150-300	13-17 (h)	82%
Valsartan	80-160	9 (h)	23%
Altri agenti antipertensivi			
Clonidina	0.1-1.2	2	La clonidina è sospesa un gior-
Clonidina TTS	0.1-0.3	1 a sett.	no ogni sette. Nessuno di que-
Guanabenz	4-64	2	sti agenti dovrebbe essere in-
Guanfacine	1-3	1	terrotto bruscamente. Evitare
Metildopa	250-2000	2	in pazienti che non rispondo-no alla terapia
Antagonisti adrenergici ad azione periferica			
Guanadrel	10-75	2	Possono causare una seria
Guanetidina	10-100		ipotensione ortostatica
Rauwolfia Alkaloids			
Rauwolfia root	50-200	1	
Reserpina	0.05-0.25	1	
Vasodilatatori diretti			
Idralazina	50-200	2/4	L'idralazina è soggetta ad un
Minoxidil	2.5-80	1/2	metabolismo fenotipicamente determinato. Per entrambi gli agenti si dovrebbe somministrare in concomitanza un diuretico e un β-bloccante per la ritenzione di liquidi e la tachicardia

I diuretici sono stati i capisaldi della terapia antipertensiva dall'introduzione della clorotiazide nel 1958. L'efficacia terapeutica è ottenuta con la somministrazione di una dose giornaliera che va dai 12.5 ai 50 mg di idroclorotiazide o di clortalidone. Gli effetti negativi di tale terapia, come l'ipocalemia e il rischio di aritmia cardiaca, sono presenti comunemente anche a basse dosi. La maggior parte degli studi clinici sui diuretici ha dimostrato che il controllo ottimale della pressione sanguigna può ridurre drasticamente la mortalità per malattie cardiovascolari, in particolare il rischio di ictus. Questo è coerente con gli studi di osservazione a lungo termine che prevedono una riduzione dal 35 al 40% della pressione sanguigna. Si ha anche una riduzione dal 20 al 25% delle malattie cardiache.

I benefici della terapia nella prevenzione di ictus sono percepiti prima rispetto a quelli sulle malattie coronariche che, essendo soggette ad influenze multifattoriali, hanno bisogno di più lunghi periodi per evidenziarsi. Circa il 50% degli individui lievemente e moderatamente ipertesi mostrano una riduzione della pressione con la somministrazione di 12.5-50 mg di idroclorotiazide al giorno o di suoi equivalenti. Nonostante il fatto che gli individui più anziani con ipertensione tendono ad avere una diminuzione del volume del plasma e un aumento della resistenze periferiche, i diuretici risultano efficaci sia come terapia iniziale che come terapia di mantenimento.

Vi è una riduzione del 36% di ictus (mortale e non), una riduzione del 27% di malattie coronariche, e una riduzione del 32% di tutti i maggiori eventi cardiovascolari. Questi risultati sono stati associati ad un regime di trattamento nel quale l'agente primario è il clortalidone a basse dosi.

I più comuni effetti avversi associati alla tiazide o a farmaci diuretici in genere sono la deplezione del volume e lo squilibrio elettrolitico. Una somministrazione cronica predispone i pazienti all'ipocalemia. Può essere anche osservata come complicazione l'ipomagnesiemia, associata a debolezza, tremori, e ad anoressia. Comunemente alla somministrazione di questi agenti si associa anche l'iperuricemia, ma raramente si ha una gotta sintomatica a meno che il paziente non abbia in famiglia episodi di podagra acuta. Nel paziente con una storia di gotta in cui sono necessari i tiazidi per il controllo dell'ipertensione, l'iperuricemia può di solito essere controllata da una somministrazione concomitante di allopurinolo.

La preoccupazione maggiore nell'iperteso ipocalemico riguarda il rischio di aritmia ventricolare e morte improvvisa di quei pazienti con malattie cardiache intrinseche o che prendono digitale. Una grave ipocalemia (<3mEq/L) è rara con piccole dosi di diuretici. Probabilmente il modo più efficace per prevenirla durante la terapia con tiazide è di assicurarsi che il paziente si sottoponga ad una dieta povera di sodio. L'uso del potassio, di diuretici a risparmio di potassio, o di ACE-inibitori minimizza anche questo rischio. La terapia con tiazide è stata associata con l'aumento della glicemia e con lo sviluppo di diabete mellito. Questa riduzione della tolleranza al glucosio è probabilmente connessa alla riduzione di insulina e/o alla resistenza periferica all'insulina.

Questi effetti possono verificarsi nelle prime settimane di terapia diuretica e sono reversibili con l'interruzione della terapia. Il rischio di minore tolleranza al glucosio sembra essere rafforzato dalla ipocalemia. Nella cura dell'iperteso diabetico con accertato edema e nefropatia, l'uso di un diuretico è spesso obbligatorio per un adeguato controllo dell'edema. Il rischio di un peggioramento nel controllo glicemico è basso se l'obesità e la dose calorica possono essere controllate attentamente. La prevenzione dell'ipocalemia e l'uso prudente di basse dosi possono ridurre ulteriormente il rischio di iperglicemia da tiazide. L'uso contemporaneo di un ACE-inibitore riduce l'ipercalemia.

Vari studi clinici hanno dimostrato aumenti del colesterolo totale, del colesterolo lipoproteico e di trigliceridi. Una dieta povera di colesterolo durante la terapia riduce gli effetti iperlipidemici. È prudente evitare l'uso di diuretici, almeno come terapia iniziale, nei pazienti con ipertensione e iperlipidemia, particolarmente in quelli con livelli più alti di 160 mg/dl di colesterolo LDL. In pazienti ad alto rischio, sono disponibili terapie alternative che non influenzano negativamente il profilo lipidico. Qualora la terapia diuretica fosse necessaria nell'ipertensione, il paziente iperlipidemico deve essere mantenuto ad un più basso dosaggio diuretico e con una dieta povera di colesterolo, ricca di fibre ed a dosi caloriche controllate.

Gli effetti antipertensivi degli inibitori dell'ansa sono simili a quelli di tiazide e simili. La potenza di questi farmaci aumenta in modo progressivo con l'aumento della dose, ed è spesso possibile influenzare la diuresi nei pazienti che sono refrattari ai diuretici a base di tiazide. Gli inibitori dell'ansa sono preferibili ai diuretici tiazidici nei pazienti con ipertensione refrattaria o insufficienza cardiaca congestizia e in pazienti con funzione renale debole (livello di creatinina sierica >2.5 mg/dL e tasso di filtrazione glomerurale di 25 mg/min). L'acido etacrinico non ha mai raggiunto la popolarità di furosemide o bumetanide, ma può essere un'alternativa utile per pazienti con ipersensibilità a questi agenti.

Un nuovo farmaco, la torasemide, è rapidamente assorbito. La biodisponibilità è dell'80% dopo la somministrazione orale; forme orali ed intravenose sono terapeuticamente equivalenti. Gli effetti possono essere osservati dopo 6 o 8 ore, circa il 20% della dose è eliminata con le urine e il resto attraverso l'ossidazione citocromica epatica a metaboliti inattivi.

La somministrazione intravenosa di questi farmaci può essere preferita in pazienti con edema refrattario e come terapia contemporanea ad altri agenti parenterali nella cura di ipertensione grave. Come effetto indesiderato della furosemide e dell'acido etacrinico è stata riportata la sordità transitoria, ed è più comune con somministrazioni di alte dosi parenterali nei pazienti con insufficienza renale. Il potenziale ototossico della bumetanide è minore rispetto a quello osservato con altri farmaci dello stesso gruppo.

Gli agenti a risparmio di potassio includono lo spironolactone, il triamterene e l'amiloride. Lo spironolactone e l'amiloride sono diuretici e agenti antipertensivi meno potenti rispetto alle tiazidi e al triamterene, non hanno effetti antipertensivi rilevanti se usati da soli; perciò non sono appropriati per la terapia iniziale di pazienti ipertesi di stadio I o II.

Riducono le perdite di potassio nelle condizioni in cui è aumentato l'aldosterone circolante. Possono potenziare l'efficacia delle tiazidi e del ciclo diuretico se usati insieme. Possono indurre ipercalemia, per cui l'aumento di concentrazione plasmatica di K^+ è la controindicazione più comune di questi farmaci, mentre l'insufficienza renale grave rappresenta una controindicazione assoluta della loro somministrazione. La terapia simultanea con farmaci a risparmio di potassio, gli inibitori ACE, e dosi orali di K^+, devono essere evitate.

Agenti bloccanti adrenergici

Gli agenti bloccanti adrenergici possono causare una prevenzione della risposta simpatica alla vasocostrizione vascolare arteriosa, inducendo una riduzione modesta della pressione sanguigna. Le influenze barocettrici mediate da nervi simpatici sono ridotte dall'azione di questi farmaci. La contrattilità cardiaca, il ritmo del cuore e il flusso cardiaco possono diminuire e la minore attività simpatica nelle vene determina una aumentata capacità venosa, un diminuito flusso cardiaco e ipotensione posturale. Cambiamenti nel flusso renale possono portare ad un aumento del volume del plasma.

Tutti i β-bloccanti, incluso quelli con cardioselettività e attività agonista parziale, possono indurre broncocostrizione in pazienti con asma non ben controllata. Questi farmaci possono aggravare lo scompenso cardiaco in pazienti con malattie cardiache preesistenti. Nei diabetici insulino-dipendenti che sono tendenti ad ipoglicemia, i sintomi premonitori possono essere mascherati da β-bloccanti, e si è visto che una terapia prolungata con propranololo può indebolire la tolleranza al glucosio. Gli agenti non selettivi aumentano i trigliceridi del plasma e le VLDL (*Very Low Density Lipoprotein*) mentre riducono le HDL (*High-Density Lipoprotein*).

Tutti i β-bloccanti attraversano la barriera ematoencefalica; con questa classe di farmaci sono stati osservati sintomi di fatica, depressione, disturbi del sonno e incubi occasionali. L'esperienza clinica suggerisce che i β-bloccanti idrofilici sono meno responsabili di effetti negativi sul sistema nervoso centrale. I β-bloccanti rappresentano gli unici farmaci in grado di migliorare i sintomi della coronaropatia ischemica, soprattutto quando essa è correlata ad infarto miocardico.

In generale, con la somministrazione di un β-bloccante non ci si aspetta riduzioni immediate della pressione sanguigna ma è necessaria una terapia per almeno una settimana per apprezzare i pieni effetti farmacologici di questi agenti.

Il labetalolo differisce dagli attuali agenti adrenergici β-bloccanti disponibili poichè blocca i recettori sia α- che β-adrenergici. La resistenza vascolare sistemica e la pressione sanguigna arteriosa sono ridotte, mentre il ritmo del cuore rimane invariato o leggermente ridotto e il battito cardiaco non viene influenzato. Il labetalolo dimostra anche un'attività agonista intrinseca per recettori β_2 adrenergici, un effetto che può spiegare la sua migliore tollerabilità in pazienti con asma e con malattia polmonare cronica ostruttiva. L'efficacia immediata del labetalolo per infusione intravenosa lo ha reso il farmaco preferito di molti clinici nella cura iniziale dell'ipertensione e del feocromocitoma e, visti gli effetti immediati antipertensivi tra i 90 e i 120 minuti dopo la somministrazione orale, ha portato ad un suo uso crescente nella terapia iniziale dell'ipertensione grave.

I quattro agenti della famiglia degli inibitori adrenergici centrali – metildopa, clonidina, guanabenz, guanfacina – appaiono esercitare i loro maggiori effetti sui centri vasomotori del sistema nervoso centrale attraverso un'azione inibitoria adrenergica simpatica a livello centrale. Due bloccanti primari β-adrenergici, la fentolamina e la fenoxibenzamina, sono attualmente riservati per il trattamento di stati d'ipertensione associati ad alti livelli di catecolamine. La somministrazione intravenosa di fentolamina è seguita da un blocco transitorio di β-adrenergici. Una stimolazione cardiaca importante con tachicardia e aritmia occasionale può essere associata con il suo uso. Una riduzione transitoria e a volte marcata della pressione sanguigna si riscontra in pazienti con elevati livelli di catecolamine dovuti a feocromocitoma o a ipertensione successiva ad una interruzione di terapia con clonidina e guanabenz.

La fenoxibenzamina orale è ancora usata nella cura preoperatoria di pazienti con feocromocitoma. È un agente ad azione rapida, e la sua somministrazione è anche associata all'ipotensione posturale profonda e alla tachicardia riflessa.

Tre β_1-bloccanti – prazosina, terazosina, doxazosina – sono attualmente disponibili e inducono un blocco funzionale di recettori β_1-adrenergici postsinaptici con riduzione della resistenza vascolare periferica. Dilatano sia le arterie che le vene e, a differenza di fentolamina e fenoxibenzamina, non inducono tachicardia riflessa. Il più comune effetto collaterale dei β_1-bloccanti è l'ipotensione posturale, che può essere minimizzata iniziando una terapia a basso dosaggio, che viene aumentato gradualmente. Per la propensione all'ipotensione posturale successiva alla somministrazione di β_1-bloccanti, questi farmaci devono essere usati con cautela nei pazienti con poca autonomia, come gli anziani, in cui le risposte dei barocettori sono spesso indebolite.

I composti alcaloidi derivati dalla rauwolfia, incluso la reserpina, sono tra i più diffusi inibitori simpatici. L'uso di reserpina è diminuito nel corso degli ultimi due decenni con l'emergere di molte nuove classi di farmaci più efficaci e più tollerati.

Agenti vasodilatatori diretti

I vasodilatatori diretti riducono la resistenza vascolare periferica, l'anomalia emodinamica primaria nell'ipertensione essenziale. Sfortunatamente la loro efficacia è limitata dall'azione dei meccanismi omeostatici, che tendono ad indebolire la risposta farmacologica ai vasodilatatori. Questi ultimi sono stati ampiamente usati in combinazione con agenti diuretici e adrenergici bloccanti.

Idralazina

L'idralazina diminuisce la resistenza vascolare periferica per effetto diretto sui muscoli lisci delle arteriole. Nei pazienti con malattia coronarica arteriosa, l'aumentato lavoro cardiaco può far peggiorare i sintomi anginosi. La stimolazione del sistema renina-angiotensina-aldosterone contribuisce alla ritenzione idrica e di sodio e all'espansione del volume di plasma, che può portare ad una rapida pseudotolleranza.

L'idralazina è metabolizzata soprattutto nel fegato. Essa è stata utilizzata per via parentale anche per gestire i casi di emergenza dovuti ad ipertensione. Sebbene sia di facile somministrazione intramuscolare e intravenosa, non è efficace come agente vasodilatatorio come il diazossido e il nitroprussiato di sodio. L'idralazina rimane il farmaco preferito dei clinici per la cura di eclampsia durante la gravidanza.

Diazossido

Quando somministrato per via intravenosa, il diazossido è un vasodilatatore delle arteriole potente e di rapida azione. Il massimo effetto ipotensivo è di solito osservato entro 3-5 minuti dopo l'iniezione e può persistere per periodi che variano da 1 a 12 ore o più.

La rapida riduzione dei valori della pressione è stata associata ad un flusso sanguigno regionale ridotto in pazienti con rilevante disfunzione coronarica e cerebrovascolare. La somministrazione del diazossido è raccomandata con ripetute piccole dosi di 50/75 mg, con intervalli che vanno dai 5 ai 15 minuti. Con la somministrazione ad impulsi ripetuti può essere ottenuta una riduzione graduale e controllabile della pressione sanguigna, minimizzando così il rischio di ischemia cerebrale o miocardica. La somministrazione concomitante di un bloccante β-adrenergico è utile in pazienti con disfunzione arteriosa coronarica per prevenire la tachicardia riflessa, mentre la somministrazione concomitante di un diuretico è raccomandata per prevenire ritenzione idrica e di sodio.

Il diazossido induce iperglicemia; occasionalmente correzioni nel dosaggio di insulina possono essere necessarie in pazienti con diabete. Gli effetti ipotensivi del diazossido possono essere aggravati da una somministrazione concomitante di altri agenti antipertensivi, in particolare altri vasodilatatori, per deplezione del volume intravascolare.

Nitroprussiato di sodio

Questo agente differisce dagli altri vasodilatatori diretti nell'influenzare sia la resistenza che la capacità dei vasi; così il suo uso diminuisce sia la pressione arteriosa che quella venosa centrale. Per la sua capacità di migliorare la funzione ventricolare sinistra senza indurre tachicardia riflessa, è stato un agente particolarmente utile nella cura di crisi ipertensive associate a disfunzione cardiaca congenita o infarto miocardico. Il nitroprussiato di sodio è efficace quasi universalmente, diminuendo la pressione sanguigna dove altri potenti agenti falliscono. C'è un piccolo ma rilevante rischio di tossicità da cianide, che è stato osservato a dosi prolungate di nitroprussiato in pazienti con disfunzione cardiaca e perfusione tissutale scarsa.

Nitroglicerina

La nitroglicerina intravenosa condivide diversi vantaggi del nitroprussiato di sodio, incluso il suo rapido effetto d'azione e l'abilità a diminuire la pressione sanguigna. La nitroglicerina è un vasodilatatore. Riducendo la pressione ventricolare sinistra e la pressione arteriosa, diminuiscono il volume diastolico e la richiesta di ossigeno miocardico. Sono anche dilatati i vasi coronarici collaterali, e la perfusione è migliorata nelle aree ischemiche. Così questo farmaco è efficace nei pazienti ipertesi con insufficienza coronarica ed è particolarmente efficace nella cura di ipertensioni successive ad operazioni di by-pass aorto-coronarico. Mal di testa e stanchezza possono essere osservati durante l'infusione, ma possono essere ridotti iniziando con piccole dosi. La nitroglicerina può essere utile nella cura dell'ipertensione con disfunzione renale, poichè non vi è rischio di tossicità da cianide e/o da tiocianato.

Gli inibitori dell'enzima convertitore dell'angiotensina (ACE-inibitori)

L'esperienza con ACE-inibitori (Tabella 6.4) ha dimostrato chiaramente che la pressione sanguigna può essere sostanzialmente ridotta nella maggior parte dei pazienti attraverso il blocco del sistema renina-angiotensina-aldosterone. La principale azione degli ACE-inibitori risiede nella loro capacità di inibire la conversione di angiotensina I al potente peptide vasoattivo, angiotensina II, inducendo così vasodilatazione e ridotta resistenza vascolare periferica. Un calo secondario nella secrezione dell'aldosterone previene la ritenzione idrosalina e si aggiunge all'utilità di questa classe di agenti come monoterapia nella cura dell'ipertensione moderata. I loro effetti vasodilatatori e natriuretici combinati li hanno resi agenti primari nella cura della disfunzione cardiaca congenita con o senza ipertensione.

La vasodilatazione e la ridotta pressione sanguigna sono ottenute senza stimolazione cardiaca.

Altri meccanismi di azione possono includere accumulo di bradichinine e prostaglandine.

Vi è evidenza dell'esistenza di sistemi renina-angiotensina tessuto-specifici, incluso l'endotelio vascolare. Ed è interessante considerare la possibilità che in futuro si possano avere inibitori ACE con differenti risposte tessuto-specifiche (Tabella 6.4).

Gli inibitori ACE sono metabolizzati quasi interamente o in gran parte dai reni, per cui correzioni del dosaggio possono essere necessarie in pazienti con insufficienza renale. Gli inibitori ACE sono usati anche nella cura della disfunzione cardiaca congenita e nella alterazione della funzione ventricolare sinistra che segue l'infarto miocardico.

Gli ACE-inibitori hanno diversi effetti. Questa è una classe di farmaci che merita una particolare attenzione. È opportuno interrompere la somministrazione di diuretici per diversi giorni prima di iniziare la terapia con questi farmaci che possono causare una grave ipotensione e uno scompenso renale con oliguria se somministrati a pazienti con stenosi occlusiva arteriosa renale. La crescente prevalenza di malattie aterosclerotiche generalizzate (incluso malattie renovascolari) in pazienti anziani conferisce loro una grande rilevanza. Possono causare ipercalemia, ma possono ridurre la tendenza verso l'ipocalemia quando usati insieme ai diuretici. Una tosse secca è l'effetto collaterale più comune ed osservato in almeno il 15% dei pazienti. Il meccanismo di questo effetto collaterale indesiderato rimane ancora non del tutto chiaro.

Tabella 6.4. Caratteristiche degli ACE inibitori

ACE-Inibitore	Benezepril	Captopril	Enalapril	Fosinopril	Lisinopril	Quinapril	Ramipril
Principio attivo	Benezepril	Captopril	Enalapril	Fosinopril	Lisinopril	Quinapril	Ramipril
Biodisponibilità (%)	> 37	65-75	40	29-36	25	25	44
Metabolismo/escrezione	Fegato e rene/ feci e urina	Rene/ urina	Fegato e rene/ feci e urina	Fegato e rene/ feci e urina	Rene/ urina	Rene/ urina	Fegato e rene/ feci e urina
Legame alle proteine plasmatiche (%)	95	30	< 50	95	0	97	56
Tempo di picco plasmatico (ore)	1-2	1	3-4	3	6-8	2	2-4
$T_{1/2}$ di eliminazione plasmatica	10-11	2	11	12	12	2,5	13-17
Risposta ipotensiva massima (ore)	2-6	1-2	4-8	2-6	6-8	2-6	3-6
Durata risposta ipotensiva (ore)	24	6-12	12-24	24	24	24	24
Prima dose orale (mg/die)	5-10	12,5-25	2,5-5	10	5-10	5-10	12,5-25
Dose orale (mg/die)	10-40	5-20	5-20	10-40	10-40	10-40	2,5-10

Sistema renina-angiotensina (SRA) e sua modulazione farmacologica diretta

Il sistema renina-angiotensina (SRA) ha un ruolo importante nella regolazione della pressione arteriosa sia a breve sia lungo termine. L'attivazione del rilascio di renina da parte del rene è causata da tutti i fattori che riducono la pressione: diminuzioni della volemia da dieta iposodica, diuretici, scompenso cardiaco, cirrosi epatica, sindrome nefrosica. La renina è un enzima che agisce sull'angiotensinogeno catalizzando la formazione di angiotensina I (decapeptide, AI). L'AI viene scissa dall'enzima di conversione dell'angiotensina (*Angiotensin-Converting Enzyme*, ACE) per formare l'angiotensina II (octapeptide, AII).

L'enzima convertitore dell'angiotensina (ACE o peptidil carbossipeptidasi), che idrolizza un dipeptide nella zona carbossiterminale di AI, è una glicoproteina di 170 kDa, localizzata nel polmone, fegato, rene, letto vascolare sistemico, ileo, diaframma, ipofisi e nei testicoli.

La Dipeptidil carbossipeptidasi transmembranaria è localizzata sulla superficie esterna di cellule endoteliali ed epiteliali ed è solo relativamente specifica, poiché agisce anche su bradichinina, sostanza P encefalica ed LHRH.

Il controllo della secrezione di renina avviene mediante la macula densa; l'aumento della pressione arteriosa determina l'aumento della pressione nei vasi preglomerulari e l'inibizione del rilascio di PG con l'inibizione del rilascio di renina. La secrezione di renina è controllata anche mediante i recettori β-adrenergici con riduzione della pressione arteriosa, che determina l'aumento del tono simpatico renale e l'attivazione dei recettori β_1-adrenergici delle cellule iuxtaglomerulari con stimolazione del rilascio di renina.

L'AII agisce su due tipi principali di recettori: il primo (ATI), che media la maggior parte delle risposte biologiche, è localizzato principalmente in: muscoli lisci vascolari, fegato, reni, cervello, polmone, surreni ed ipofisi, il secondo (ATII), invece, nei tessuti fetali e la sua funzione non è ancora stabilita.

L'AII provoca un forte aumento della pressione arteriosa a breve e lungo termine con meccanismi differenti. Inoltre, modifica profondamente la morfologia dell'apparato cardiovascolare, aumenta l'ipertrofia e il rimodellamento vascolare; induce una risposta pressoria lenta in caso di alterata funzione renale, rapida in caso di alterate resistenze periferiche attraverso i seguenti meccanismi:
1. vasocostrizione diretta;
2. stimolazione della trasmissione noradrenergica periferica (aumento del rilascio di NA; diminuzione della ricaptazione di Na; aumento della risposta vasale);
3. aumento della trasmissione simpatica (SNC);
4. rilascio di catecolamine dalla midollare surrenale.

Sviluppo di antagonisti del recettore AT1 di AII (ARB, AII Receptor Blockers)

I farmaci principali che inibiscono in modo potente e selettivo gli effetti biologici dell'AII sono i cosiddetti sartanici: il candesartan, l'irbesartan, il telmisartan, il valsartan e il losartan (Fig. 6.1). Numerosi studi clinici hanno conferma-

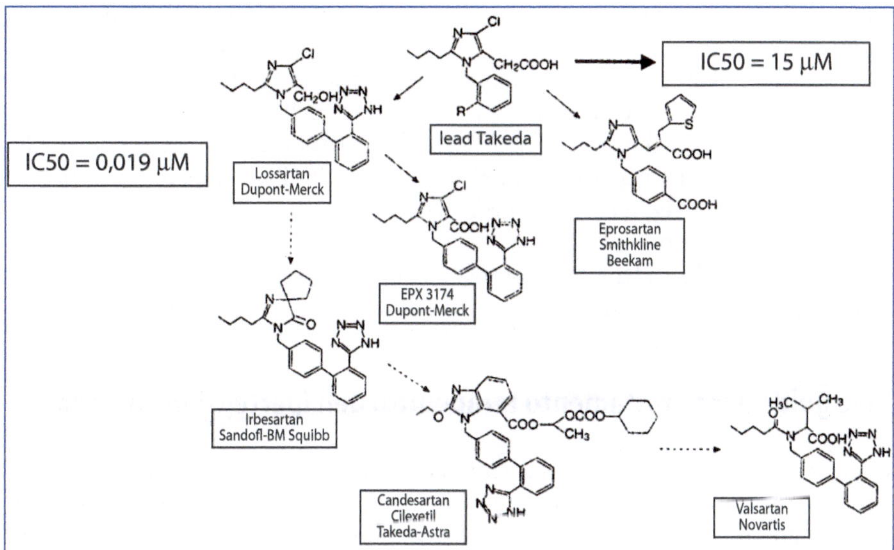

Fig. 6.1. Antagonisti del recettore ATI

to che gli ARB riducono l'ipertensione arteriosa e l'ipertrofia ventricolare sinistra. A differenza degli ACE inibitori, gli ARB non hanno mostrato attività prevalente sulle arteriole efferenti del glomerulo renale. Pertanto gli ARB potrebbero essere i farmaci più sicuri in caso di riduzione della pressione di perfusione renale. L'efficacia nella nefropatia diabetica rimane ancora da stabilire.

Sebbene gli ARB siano farmaci in genere molto ben tollerati, sono controindicati in gravidanza e possono causare non solo tosse secca e angioedema, ma anche grave ipotensione in pazienti con alti tassi di renina sistemici.

Bloccanti dei canali del calcio

I bloccanti dei canali del calcio agiscono tutti per inibizione selettiva dell'influsso di calcio attraverso le membrane cellulari. Gli effetti di queste molecole sono abbastanza differenti, in particolare sul processo contrattile del cuore, sui muscoli vascolari lisci e scheletrici, e sul tessuto di conduzione nodale cardiaco. Queste differenze sono collegate a quelle connesse alla specificità dei diversi tipi di bloccanti dei canali del calcio per i tessuti bersaglio.

Gli agenti con azione a lungo termine, il verapamil, il diltiazem e i didropiridinici, vengono somministrati una volta o due volte al giorno nella maggior parte dei pazienti.

La nifedipina merita un'attenzione particolare, in quanto è il farmaco preferito nel trattamento iniziale di pazienti con grave ipertensione.

La nicardipina è il primo antagonista del calcio approvato per il trattamento intravenoso contro l'ipertensione, quando la terapia orale non è percorribile. È un vasodilatatore coronarico e arterioso sistemico, di rapida azione. La depressione cardiaca è minima e non sono state descritte anomalie della conduzione atrioventricolare, come avviene occasionalmente con il verapamil.

La nicardipina può essere usata per una riduzione graduale o rapida della pressione sanguigna ed è particolarmente efficace nella cura dell'ipertensione postoperatoria ad eziologia multipla. La stipsi è l'effetto collaterale principale degli agenti inotropici negativi come il verapamil e il diltiazem, che dovrebbero essere usati con cautela in combinazione con β-bloccanti in pazienti con disturbi della conduzione atrio-ventricolare.

L'efficacia dei bloccanti dei canali del calcio e l'alto grado di accettazione da parte dei pazienti hanno contribuito ad un rapido aumento del loro uso clinico.

Linee guida per il trattamento terapeutico dell'ipertensione arteriosa

Lo scopo principale della cura di pazienti ipertesi è quello di diminuire il rischio di mortalità associato ad un'alta pressione sanguigna e di controllare quest'ultima nel modo meno invasivo possibile. Quest'obiettivo può essere ottenuto mantenendo in prima battuta la pressione arteriosa sistolica al di sotto dei 140 mmHg e quella diastolica a 90 mmHg e controllando i fattori di rischio cardiovascolare. In seguito la riduzione a livelli di 130/85 mmHg può essere raggiunta con la dovuta attenzione, specialmente in individui più anziani. È ancora non chiaro se la pressione diastolica debba essere ridotta al di sotto degli 85 mmHg. I cambiamenti dello stile di vita, incluso la riduzione di peso, l'aumento dell'attività fisica e una riduzione di sodio e di alcool nella dieta possono essere considerati come terapia adiuvante. Il cambio di stile di vita migliora anche il profilo del rischio cardiovascolare e, benché non adeguato per controllare l'ipertensione, può ridurre il numero e le dosi dei farmaci richiesti. Il fumo è il maggior fattore di rischio e la sua abolizione è essenziale.

Se la pressione sanguigna rimane al di sopra di 140/90 mmHg dopo 6 mesi, nei pazienti con ipertensione di stadio I e II, nonostante i cambiamenti dello stile di vita, dovrebbero essere prescritti farmaci antipertensivi. La progressione della terapia farmacologica è particolarmente importante in individui con danni agli organi bersaglio e/o altri fattori di rischio cardiovascolare.

La terapia iniziale dell'ipertensione per il I e II stadio dovrebbe iniziare con un singolo farmaco. Siccome si è dimostrato, in studi clinici controllati, che i diuretici e i β-bloccanti riducono la mortalità dovuta a complicanze cardiovascolari, queste due classi di farmaci dovrebbero essere preferiti se non vi sono controindicazioni. I farmaci alternativi: gli antagonisti di calcio, gli inibitori ACE, gli α-β-bloccanti (labetalolo) e gli inibitori recettoriali dell'angiotensina II, sono ugualmente efficaci nel ridurre la pressione sanguigna. Se dopo 1-3 mesi il paziente non presenta effetti collaterali e la terapia funziona si dovrebbero prendere in considerazione diverse opzioni: 1) aumentare la dose fino ai massimi livelli; 2) sostituire un agente con uno di un'altra classe; 3) aggiungere un secondo farmaco di un'altra classe. Ciò al fine di chiarire meglio quale può essere la risposta terapeutica ottimale

La combinazione di farmaci antipertensivi con diversi modi di azione permette spesso di usare dosi più basse di farmaci per ottenere un buon controllo e minimizzare gli effetti collaterali dose-dipendenti. Se, ad esempio, un diuretico non è selezionato come primo farmaco, sarà certamente utile in un secondo momento perché la sua aggiunta rafforza gli effetti degli altri. Se l'aggiunta di un secondo farmaco produce un controllo della pressione sanguigna soddisfacente, si dovrebbe provare ad eliminare il primo.

Per pazienti del III e del IV stadio di ipertensione, se non si riesce ad ottenere un controllo pressorio, potrebbe essere necessario aggiungere un secondo o un terzo medicinale dopo un breve intervallo di tempo. In pazienti con pressione sanguigna diastolica media di 120 mmHg o più alta è necessaria una terapia più immediata, con ulteriori misure e trattamenti farmacologici più aggressivi, soprattutto se risulta danneggiato un organo bersaglio.

L'argomento qualità della vita rappresenta anche un importante fattore nella scelta della terapia. Il risultato finale che riguarda il rapporto costo-benefici è chiaramente la capacità di assicurare un controllo a lungo termine della pressione sanguigna, per minimizzare gli eventi di morbilità e i costi associati ad essi (Fig. 6.2).

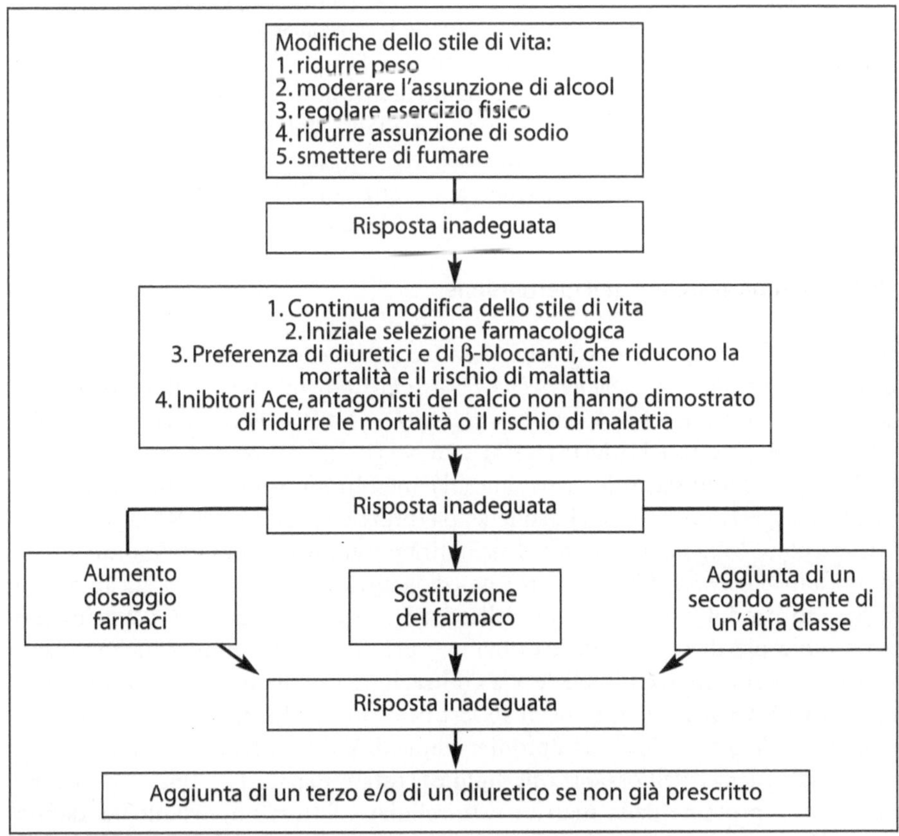

Fig. 6.2. Algoritmi di trattamento della ipertensione sanguigna

Specie di ossigeno reattivo (ROS) e stress ossidativo vascolare

Il metabolismo dell'ossigeno genera potenzialmente specie di ossigeno reattivo dannose (ROS). In condizioni normali, il tasso e la quantità della formazione di molecole ossidanti sono bilanciati dal tasso della loro eliminazione. Uno squilibrio fra pro-ossidanti e anti-ossidanti porta ad uno stress ossidativo, che è il risultato patogeno della iperproduzione ossidante, che frena la capacità antiossidante della cellula. Il rene e il sistema vascolare sono fonti ricche di ROS provenienti dall'attività della NADPH ossidasi, che in condizioni patologiche influenzano la funzione del rene. Vari esperimenti indicano che un aumento dello stress ossidativo causa un danno ossidativo e un danno renovascolare. L'aumento di produzione dell'anione superossido e del perossido di idrogeno, che si ha nell'ipertensione sia umana che sperimentale, riduce la sintesi dell'eNOS, e diminuisce la biodisponibilità degli antiossidanti. Ciò ha evocato un interesse notevole, poiché apre la possibilità che terapie contro i radicali liberi ed in grado di diminuire la generazione di ROS o di aumentare la disponibilità di NO e di antiossidanti potrebbero essere utili a minimizzare il danno vascolare e la disfunzione renovascolare, ed impedire il danno ipertensivo agli organi periferici.

Nell'ipertensione umana, i biomarcatori e lo stress ossidativo sistemico sono elevati. I trattamenti con superossido dismutasi (SOD) ed antiossidanti migliorano la funzione vascolare e renale, e riducono la pressione del sangue. Modelli sperimentali con compromesse capacità antiossidanti sviluppano ipertensione. In cellule muscolari vascolari lisce *in vitro* (VSMC, *Vascular Smooth Muscle Cells*) ed arterie isolate di uomini o ratti ipertesi, la produzione ROS è potenziata, il segnale dipendente dai ROS è amplificato e la bioattività degli antiossidanti è ridotta.

I ROS nel danno vascolare dell'ipertensione

I ROS vascolari sono prodotti nelle VSMC e nelle cellule endoteliali, e derivano principalmente dalla *NADH e NAD(P)H-ossidasi*, enzimi che catalizzano la riduzione di un elettrone di ossigeno usando *NAD e NAD(P)H* come coenzimi: $2O_2 + NAD(P)H \rightarrow 2O_2^- + NAD(P)H + H^+$. La NAD(P)H ossidasi vascolare consiste di almeno 4 subunità, due, associate alla membrana cellulare, indicata come p22phox e gp91phox, e due citosoliche, p47phox e p67phox. La NAD(P)H ossidasi vascolare è regolata da fattori fisici (stiramento, sforzi pulsatili e *shear stress*) ed umorali (*citochine*, fattori di crescita ed agenti vasoattivi). Fisiologicamente, i ROS sono prodotti in modo controllato a bassa concentrazione e funzionano come molecole di segnale di trasduzione, per mantenere l'integrità vascolare, regolando la funzione endoteliale e la contrazione vascolare. In condizioni patologiche, l'aumentata bioattività di ROS causa una disfunzione endoteliale, un aumento della contrazione, una proliferazione di VSMC, una infiltrazione *monocitica* conseguenza dell'ossidazione lipidica, infiammazione, e una deposizione crescente di proteine della matrice extracellulare, fattori importanti nel danno ipertensivo vascolare.

Una indebolita vasodilatazione mediata dall'endotelio nell'ipertensione è stata associata alla ridotta biodisponibilità dei fattori bioumorali. Questa potrebbe essere secondaria alla diminuita sintesi del NO o all'aumentata degradazione del NO a causa della sua interazione con O_2^- per formare il perossinitrito ($ONOO^-$).

Il tono vasomotorio è anche modulato attraverso gli effetti diretti di ROS su ioni Ca^{2+}. Mentre le VSMC in eccesso di O_2^- sono associate principalmente con la vasocostrizione, l'H_2O_2 dell'endotelio è stato descritto come un fattore vasodilatatorio. I processi molecolari, che sottolineano i cambiamenti vascolari indotti da ROS, coinvolgono un'attivazione delle vie di trasduzione del segnale REDOX. Anioni superossidi e H_2O_2 stimolano protein-chinasi attivate dai mitogeni (MAPK, *Mitogen-Activated Protein Kinases*), la tirosina chinasi e fattori di trascrizione (NFβB, AP-1 ed HIF-1) ed inattivano le tirosinfosfatasi. I ROS aumentano anche il Ca^{++}e regolano positivamente l'espressione dei protooncogeni e dei geni proinfiammatori. Questi processi avvengono attraverso modificazioni ossidative di proteine, in cui vengono modificati importanti residui amminoacidici, inducendo la dimerizzazione di proteine, ed interagendo con complessi metallici, come le particelle Fe-S.

Stress ossidativo nell'ipertensione sperimentale

Lo stress ossidativo vascolare è stato dimostrato nell'ipertensione spontanea (genetica) e sperimentale. Ratti con ipertensione spontanea (SHR, *Spontaneously Hypertensive Rats*) e con tendenze ad ictus, sono modelli genetici che sviluppano ipertensione spontaneamente ed hanno una aumentata produzione di O_2^-, regolata da NAD(P)H in arteriole mesenteriche e vasi di conduttanza aortica. Questo è associato ad una iperespressione delle subunità di NAD(P)H ossidasi e ad una potenziata attività delle ossidasi. Differenti polimorfismi nella regione promotrice del gene CYBA che codifica per p22phox sono stati identificati negli SHR. Ciò ha una rilevanza clinica per l'associazione fra un polimorfismo del gene di p22phox ed una produzione O_2 mediata di NAD(P)H ossidasi nella parete vascolare dei pazienti con ipertensione ed aterosclerosi. L'aumentata espressione di p47phox è stata descritta nel sistema vascolare renale, nella macula densa, e nel neurone distale nei ratti SHR, suggerendo che la regolazione positiva del NAD(P)H ossidasi renale precede lo sviluppo dell'ipertensione. La ridotta biodisponibilità del NO come conseguenza di una aumentata produzione di O_2 vascolare e la regolazione negativa del sistema di tioredossina può contribuire allo stress ossidativo nel SHR e SHR tendenti all'ictus. I trattamenti con vitamine antiossidanti, inibitori di NAD(P)H ossidasi, mimetici della superossido dismutasi (SOD), e bloccanti di BH4 ed i recettori di ANG II di Tipo 1 $(AT)_1$ diminuiscono la produzione di O_2 vascolare ed attenuano lo sviluppo d'ipertensione in questi modelli. Questi risultati suggeriscono che lo stress ossidativo nell'ipertensione genetica coinvolge l'attività potenziata della NAD(P)H ossidasi e la disfunzione della funzionalità della eNOS ed è regolata, in parte, dai ricettori di AT1.

L'attivazione del NAD(P)H ossidasi vascolare e della xantina ossidasi e della eENOS è stata implicata nella produzione di O_2^- amplificata nell'ipertensione sperimentale. L'inibizione della produzione di ROS con apocinina (inibitore di NAD(P)H ossidasi) o allopurinolo (inibitore di xantina ossidasi) e la eliminazione del radicale con antiossidanti o mimetici di SOD diminuiscono la pressione sanguigna e prevengono lo sviluppo d'ipertensione in modelli sperimentali. Questi effetti benefici sono stati attribuiti alla normalizzazione della funzione endoteliale, alla regressione del rimodellamento vascolare, alla ridotta infiammazione vascolare e alla migliorata funzione renale.

Stress ossidativo nell'ipertensione umana

Studi clinici hanno dimostrato un aumento della produzione di ROS in pazienti con ipertensione essenziale, ipertensione renovascolare, ipertensione maligna e preeclampsia. Questi risultati sono in generale basati su aumentati livelli di sostanze tiobarbituriche plasmatiche ed isoprostani. Leucociti polimorfonucleati, piastrine e fonti ricche di O_2^- partecipano anche allo stress ossidativo vascolare e all'infiammazione nei pazienti ipertesi. Nell'ipertensione lieve-moderata mai trattata, la perossidazione lipidica e lo stress ossidativo non sono aumentati, suggerendo che i ROS potrebbero non essere critici nei primi stadi dell'ipertensione umana, però potrebbero essere più importanti nell'ipertensione grave. La diminuita attività degli antiossidanti (SOD e catalasi) e di livelli ridotti di neutralizzanti dei ROS (vitamina E, glutatione) potrebbero contribuire allo stress ossidativo. L'attivazione del sistema renina-angiotensina è stata proposta come mediatore dell'attivazione del NAD(P)H ossidasi e della produzione di ROS. Infatti, i successi di alcune delle terapie efficaci nella diminuzione della pressione sanguigna mediante bloccanti dei recettori AT1 e degli ACE inibitori sono dovuti all'inibizione del NAD(P)H ossidasi e quindi alla diminuita produzione di ROS. È stato anche ipotizzato che il polimorfismo di p22phox possa essere importante nella produzione alterata di O_2^- generata da NAD(P)H ossidasi. In particolare, il polimorfismo −930(A/G) nel promotore del gene CYBA potrebbe essere un nuovo marcatore genetico associato con l'ipertensione. Dati recenti suggeriscono che individui omozigoti per l'allele T del polimorfismo C242T del gene CYBA potrebbero aver ridotto lo stress ossidativo vascolare a differenza degli omozigoti CC e degli eterozigoti. Pertanto, per la comprensione dell'esatto significato clinico del polimorfismo di p22phox nell'ipertensione saranno necessari approfonditi studi di genetica di popolazione.

Modulata biodisponibilità di ROS: il ruolo terapeutico nell'ipertensione umana

L'utilità degli antiossidanti nel trattare lo stress ossidativo e le sue conseguenze è sostenuto da ricerche sperimentali, da studi clinici e dati epidemiologici. Fino ad oggi, sono stati pubblicati almeno 7 grandi studi, riguardanti gli effetti delle vitamine antiossidanti sui rischi delle malattie cardiovascolari:

1. The Cambridge Heart Antioxidant Study (CHAOS): 2002 pazienti;
2. Alpha Tocopherol, Beta – Carotene Cancer Prevention Study (ATBC): 27271 pazienti;
3. Gruppo italiano per lo Studio della Sopravvivenza nell'Infarto Miocardico (GISSI)-Processo di Prevenzione: 3658 pazienti;
4. Heart Outcomes Prevention Evaluation (HOPE Study): 2545 pazienti;
5. Medical Research Council / British Heart Foundation (MRC/BHF) Heart Protection Study: 20536 pazienti adulti;
6. Primary Prevention Project (PPP): 4495 pazienti;
7. Antioxidant Supplementation in Atherosclerosis Prevention (ASAP Study): 520 pazienti.

A parte lo studio ASAP, che ha dimostrato che una somministrazione quotidiana di vitamina E per 6 anni e di vitamina C riduceva la progressione di aterosclerosi carotidea, e lo studio CHAOS che ha dimostrato un effetto benefico sull'incidenza di reinfarto, gli altri studi hanno fallito nel dimostrare rilevanti effetti clinici positivi degli antiossidanti sulla pressione del sangue e su eventi cardiovascolari maggiori. Comunque molti questi studi hanno arruolato pazienti con malattia vascolare in stadio avanzato, e la scelta di usare la vitamina antiossidativa non è appropriata quando la malattia vasale è già complicata.

Inoltre, riguardo gli antiossidanti, è possibile che gli agenti esaminati siano stati inefficaci e non adatti e che i regimi di dosaggio e la durata della terapia siano stati insufficienti. Per esempio, le vitamine C ed E, i più usati antiossidanti esaminati negli studi clinici, potrebbero avere proprietà proossidative, con interazioni pericolose e dannose. È anche possibile che gli antiossidanti somministrati oralmente non siano accessibili alla fonte di radicali liberi, in particolare se i ROS sono generati in compartimenti intracellulari ed organelli. Inoltre, le vitamine antiossidanti non eliminano H_2O_2 o HOCL che potrebbero essere più importanti del O_2^- nel danno vascolare da ipertensione.

Teoricamente, gli agenti che riducono la formazione ossidativa dovrebbero essere più efficaci dei "decontaminanti" nel migliorare lo stress ossidativo. Questo si basa sull'evidenza sperimentale in cui è stato dimostrato chiaramente che l'inibizione della produzione di O_2^- mediata da NAD(P)H conduce alla regressione del rimodellamento vascolare, alla migliorata funzione endoteliale, alla diminuzione della pressione sanguigna. Perciò la NAD(P)H ossidasi vascolare potrebbe essere un nuovo bersaglio terapeutico per la malattia vascolare.

Riguardo agli individui sottoposti a grandi sperimentazioni, la maggioranza dei soggetti avevano malattie cardiovascolari significative.

In questi casi gli effetti dannosi dello stress ossidativo potrebbero essere irreversibili. Un altro fattore contraddittorio è che la maggioranza dei soggetti presi in considerazione hanno assunto aspirina come profilassi. Per il fatto che l'aspirina ha proprietà antiossidanti intrinseche, una terapia antiossidativa ulteriore potrebbe essere inefficace. Inoltre, nei pazienti studiati, nei quali sono stati ottenuti risultati negativi, non è mai stato provato se vi era aumentato stress ossidativo. Infatti, i risultati negativi dei processi clinici devono essere interpretati con cautela in assenza di una verifica che accerti l'efficacia della terapia antiossidativa nel diminuire lo stress ossidativo. È possibile che in assenza di stress ossidativo gli antiossidanti risultino inefficaci.

Prevenzione ed aspetti clinici collegati

Si evidenzia da più parti che la popolazione in generale deve consumare una dieta equilibrata, preferendo frutta e verdura ricca di antiossidanti e cereali. Attualmente, un'ulteriore aggiunta alla dieta di antiossidanti non è consigliata per la prevenzione ed il trattamento dell'ipertensione. Questo consiglio considera la dieta un fattore fondamentale nel rischio della malattia. Un recente studio inglese ha dimostrato che soggetti che consumano diete con molta frutta e verdura hanno significativamente ridotto la pressione sanguigna. È stato anche suggerito che alcuni degli effetti benefici dei classici agenti antipertensivi (β-bloccanti adrenergici, ACE inibitori, antagonisti del recettori AT_1 e Ca^{++} antagonisti) potrebbero essere mediati, in parte, diminuendo lo stress ossidativo vascolare.

Questi effetti sono stati attribuiti all'inibizione diretta dell'attività di NAD(P)H ossidasi, come visto per bloccanti dei recettori AT1, e alle proprietà intrinseche antiossidanti di questi agenti.

Quello che rimane oscuro è come esattamente i ROS regolano le molecole, la trasmissione del segnale nel sistema vascolare, cosa guida l'equilibrio ad un stato proossidante d'ipertensione, e se l'eliminazione dei radicali liberi è indicata come il modo migliore per diminuire la biodisponibilità di ROS. Una ricerca futura dovrebbe focalizzarsi sui meccanismi in base a cui i radicali liberi e lo stato di Redox alterano le proteine di segnale nel sistema vascolare, dovrebbe esplorare perché i sistemi che producono superossido sono regolati positivamente e sistemi antiossidanti sono regolati negativamente nell'ipertensione, e determinare se è preferibile prevenire o limitare la formazione di radicali liberi agendo sulle fonti di ROS piuttosto che eliminarle una volta che sono state prodotte. Il bisogno di continuare la ricerca sui ROS, sullo stress ossidativo, sulla trasmissione del segnale REDOX e sull'ipertensione risulta essere più importante che mai.

Letture consigliate

Aristimuno GG, Foster TA, Voors AW et al (1984) Influence of persistent obesity in children on cardiovascular risk factors: the Bogalusa Heart Study. Circulation 69:895-904
Blair SN, Kohl HW 3rd, Paffenbarger RS Jr et al (1989) Physical fitness and all-cause mortality. A prospective study of healthy men and women. JAMA 262:2395-2401
Collins R, Peto R, MacMahon S et al (1990) Blood pressure, stroke and coronary heart disease. Part 2, Short-term reductions in blood pressure: overview of randomized drug trials in the epidemiological context. Lancet 335:827-838
Erwteman TM, Nagelkerke N, Lubsen J et al (1984) Beta blockade, diuretics, and salt restriction for the management of mild hypertension: a randomised double blind trial. Br Med J (Clin Res Ed) 289:406-409

Kannel WB (1974) Role of blood pressure in cardiovascular morbidity and mortality. Prog Cardiovasc Dis 17:5-24

Kates RE (1983) Calcium antagonists. Pharmacokinetic properties. Drugs 25:113-120

MacMahon S, Peto R, Cutler J et al (1990) Blood pressure, stroke and coronary heart disease. Part 1, Prolonged differences in blood pressure: prospective observational studies corrected for the regression dilution bias. Lancet 335:765-774

Neaton JD, Wentworth D (1992) Serum cholesterol, blood pressure, cigarette smoking and death from coronary heart disease. Overall findings and differences by age for 316,099 with men. Multiple Risk Factor Intervention Trial Research Group. Arch Intern Med 152:56-64

CAPITOLO 7

Terapia del danno vascolare e trombotico

Emostasi e trombosi: sviluppi nelle strategie di trattamento

Vi sono disordini primari (Tabella 7.1) e secondari (Tabella 7.2) della coagulazione che determinano ipercoagulabilità.

Tabella 7.1. Disordini primari della coagulazione

Anomalie degli anticoagulanti naturali	Insufficienza dell'antitrombina III
	Disfunzione dell'antitrombina III
	Insufficienza della proteina C
	Disfunzione della proteina C
	Resistenza alla proteina C attivata
	Insufficienza della proteina S
	Disfunzione della proteina S
	Insufficienza del cofattore II della eparina
	Disfunzione del cofattore II della eparina
Disordini della fibrinolisi	Insufficienza del plasminogeno
	Disfunzione del plasminogeno
	Insufficienza del t-PA
	Inibitore-1 dell'attivazione del plasminogeno
	Lipoproteina (a)
	Disfibrinogenemia
Altri disordini	Omocistinuria
	Insufficienza del fattore XII
	Glicoproteina ricca di istidine

Tabella 7.2. Disordini secondari della coagulazione

Disordini mieloproliferativi	Malattie oncologiche
Trombocitopenia indotta da eparina	Iperlipidemia
Sindrome dell'anticorpo antifosfolipidi	Diabete mellito
Gravidanza	Emoglobinuria parossistica notturna
Contraccettivi orali	Fibrinogeno elevato
Sindrome nefrosica	Fumo
Immobilizzazione per periodi prolungati	Coagulazione intravascolare disseminata
Chirurgia	Vasculite
Trauma	Obesità

Gli studi clinici più importanti pubblicati nel campo dell'emostasi e della trombosi riguardano il trattamento anticoagulante del tromboembolismo arterioso e venoso. Uno di questi studi paragona l'aspirina e gli antagonisti della vitamina K (derivati del coumadin) come prevenzione secondaria dopo infarto miocardico, mentre gli altri si riferiscono a nuovi agenti anticoagulanti e antitrombotici.

Il 10-15% dei pazienti che subiscono un'operazione ortopedica sviluppano un tromboembolismo venoso, nonostante siano sottoposti a profilassi con eparina a basso peso molecolare.

Gli anticoagulanti disponibili sono relativamente poco maneggevoli.

Questi farmaci richiedono controlli di laboratorio e ripetute correzioni del dosaggio. La conoscenza della funzione del sistema emostatico *in vivo* ha avuto come risultato la sintesi di una nuova generazione di agenti anticoagulanti diretti all'aggregazione delle piastrine e all'inibizione della formazione di fibrina. Alcuni di questi agenti sono attualmente testati in studi clinici di fase II e III. Nello studio ASPECT (*Anticoagulation in Secondary Prevention of Coronary Thrombosis Trial*) l'aspirina è stata comparata agli antagonisti orali di vitamina K dopo un infarto miocardico. Lo studio ASPECT-2 ha indicato il regime anticoagulante come il più efficace nella prevenzione di complicazioni ricorrenti aterotrombotiche dopo una sindrome coronarica acuta. Questo studio includeva 999 pazienti con un precedente episodio di infarto miocardico acuto o angina instabile. Ai pazienti veniva somministrata aspirina o coumadin ad alta concentrazione, o aspirina in combinazione con una dose moderata di coumadin. Gli eventi clinici registrati nei successivi 26 mesi sono stati il decesso, infarto miocardico acuto o ictus. L'incidenza di due di tali eventi clinici era significativamente più bassa nel gruppo con un alto dosaggio di coumadin o medio dosaggio di coumadin più aspirina rispetto al gruppo che riceveva solo aspirina. L'incidenza di emorragia era del 2% nel gruppo ricevente aspirina più coumadin e del 1% negli altri gruppi. Solo un paziente su 332 del gruppo in cui sono state somministrate aspirina e coumadin insieme ha subito un ictus.

Il "clopidogrel" appartiene alla classe dei derivati di "tienopiridina" che agiscono bloccando il recettore dell'adenosina 5'-difosfato sulle piastrine. Uno studio che ha paragonato il clopidogrel all'aspirina come profilassi secondaria in pazienti con infarto miocardico, ictus o malattia arteriosa periferica, ha dimostrato un'efficacia equivalente di questi due agenti antitrombotici. La combinazione di clopidogrel e aspirina si è dimostrata più efficace rispetto alla terapia con la sola aspirina nei pazienti dopo un evento coronarico acuto. Lo studio CREDO (*Clopidogrel for Reduction of Events During Observation*) fu disegnato per chiarire se la combinazione di clopidogrel più aspirina poteva offrire una protezione a più lungo termine contro la mortalità cardiovascolare, l'infarto miocardico o l'esigenza di una rivascolarizzazione in pazienti trattati con *stent* intracoronarici. Più di 2000 pazienti in 99 differenti centri hanno partecipato allo studio clinico. Durante i successivi 12 mesi veniva constatata una riduzione della mortalità del 27% nei pazienti che ricevano la combinazione di due farmaci rispetto a quelli trattati solo con eparina, mentre l'emorragia era più frequente nella terapia combinata (8.8% verso 6.7%). Si può concludere che la terapia combinata è una strategia promettente per la profilassi secondaria di eventi aterotrombotici.

Il recettore della glicoproteina piastrinica (GP, *Platelet Glycoprotein*) IIb/IIIa può unirsi al fibrinogeno, che è l'evento principale dell'aggregazione piastrinica. L'inibizione competitiva di questo recettore è perciò teoricamente la più potente terapia antitrombotica disponibile. Il prototipo degli inibitori GP IIb/IIIa è l'anticorpo monoclonale umano abciximab. In quattro grandi studi con questo composto è stata confermata l'efficacia di abciximab in pazienti che subiscono interventi percutanei intracoronarici con o senza l'aggiunta dello *stent*. In base a questi dati è stata sviluppata un'ampia gamma di peptidi sintetici, che contengono la sequenza "arginina-glicina-acido aspartico", che è essenziale per l'interazione con il recettore GP IIb/IIIa. Sembra che l'inibizione GP IIb/IIIa sia efficace specificamente in pazienti sottoposti ad intervento coronarico e meno efficace, rispetto alla terapia standard, in altre situazioni. La somministrazione orale non ha invece mostrato alcun beneficio degli inibitori GP IIb/IIIa. La causa di questo risultato potrebbe essere una bassa biodisponibilità sistemica dopo l'ingestione orale o un dosaggio troppo basso; vi è poi un'insufficiente conoscenza sulle conseguenze del blocco a lungo termine di GP IIb/IIIa.

L'inibizione della trombina può essere ottenuta mediante somministrazione di eparina, che potenzia la sua inibizione fisiologica attraverso l'antitrombina endogena. Sono stati sviluppati anche anticoagulanti indipendenti dall'antitrombina. In studi sperimentali è stata confermata l'efficacia superiore anticoagulante di questi agenti. Il prototipo di questi inibitori della trombina è l'*irudina*, derivata dalla saliva delle sanguisughe (*hirudo medicinalis*) già conosciuta nel dodicesimo secolo come un anticoagulante efficace. L'irudina ed i suoi derivati sono stati analizzati in alcuni studi clinici in pazienti con sindrome coronarica acuta. Questi studi hanno concluso che tali agenti hanno un'efficacia paragonabile a quella dell'eparina, ma l'emorragia rappresenta un fattore limitante. Altri svantaggi pratici dell'irudina e dei suoi derivati sono la modalità esclusivamente parenterale di somministrazione e la necessità di monitorare regolarmente lo stato della coagulazione.

È divenuto disponibile un nuovo inibitore diretto della trombina privo di tali limiti. Il "(xi)melagatrano" è un inibitore sintetico della trombina, che è assorbito velocemente dopo l'ingestione orale ed è adatto per l'uso a lungo termine come anticoagulante orale. Il ximelagatrano è studiato anche nella fase acuta di pazienti con tromboembolismo venoso, per prevenzione dell'infarto cerebrale in pazienti con fibrillazione atriale, e in pazienti con sindrome coronarica acuta.

I pentasaccaridi sono un'altra classe di composti sintetici che inibiscono in modo specifico il fattore Xa mediante legame selettivo all'antitrombina ed hanno specificità solo verso il fattore Xa. Essi hanno una buona biodisponibilità sistemica dopo la somministrazione sottocutanea ed una farmacocinetica prevedibile, che permette il controllo dell'intensità dell'anticoagulazione. Sono attualmente studiati due pentasaccaridi, il fondaparinux e l'idraparinux. La principale differenza tra questi due agenti è il loro tempo di eliminazione, che è tra le 15 e le 20 ore per il primo e di cinque giorni e mezzo per il secondo. Questo significa che l'idraparinux può essere somministrato una volta a settimana, per via sottocutanea. Dopo gli studi iniziali, l'efficacia del fondaparinux è stata valutata in due studi in pazienti che hanno subito un'operazione all'anca. In entrambi gli studi la somministrazione di fondaparinux, iniziata dopo l'operazione, è stata paragonata con la enoxaparina, eparina a basso peso molecolare. L'incidenza di trombosi venosa è stata dal 4.1% al 6.1% in pazienti trattati con fondaparinux, a differenza dell'8.3-9.2% nel gruppo di pazienti trattati con enoxaparina. Un risultato simile è stato raggiunto in successivi studi di pazienti con anche fratturate o sottoposti ad operazioni al ginocchio. La conclusione è che il trattamento con fondaparinux, paragonato all'eparina a basso peso molecolare, ha come risultato una riduzione del 55% del rischio di sviluppare trombosi postoperatoria dopo operazioni ortopediche impegnative. Si dovrebbe menzionare, in ogni caso, che questi risultati interessano la trombosi venosa, che è per lo più asintomatica e la cui rilevanza clinica non è ancora ben chiara. Il rischio di emorragia grave con i pentasaccaridi è stato di circa 1.5 volte più alto.

I pentasaccaridi sembrano anche più efficaci dell'eparina nella trombosi arteriosa. Se il trattamento con pentasaccaridi ha come complicazione l'emorragia, la somministrazione del fattore ricombinante VIIa è efficace a revertire l'effetto anticoagulante.

Terapia delle dislipidemie

La terapia dietetica costituisce il primo provvedimento da attuare per ottenere la normalizzazione di una dislipidemia primitiva. Spesso l'intervento dietetico è in grado di riportare nella norma i valori alterati dell'assetto lipidico; in ogni caso una dieta opportuna influisce favorevolmente sui disturbi del metabolismo lipidico. La dieta deve durare almeno 8 settimane e può essere integrata da una eventuale terapia farmacologica.

La dieta nel paziente dislipidemico corregge i livelli dei lipidi plasmatici e riduce il rischio di vasculopatie aterosclerotiche; inoltre nelle chilomicronemie essa permette di prevenire le crisi dolorose addominali e l'insorgenza di disturbi pancreatici. Sulla base dei dati epidemiologici, che hanno dimostrato non solo l'associazione tra ipercolesterolemia e rischio di aterosclerosi, ma anche tra abitudini alimentari (in particolare consumo di grassi di origine animale), colesterolemia e aterosclerosi, si va attualmente consolidando l'indicazione che una dieta ipolipemizzante non debba essere consigliata solo ai pazienti iperlipidemici, ma che debba essere uno dei provvedimenti terapeutici (assieme all'abolizione del fumo, al controllo della pressione arteriosa e altre misure sugli stili di vita) usati per la prevenzione dell'aterosclerosi nelle popolazioni in generale.

Nel caso dei pazienti con iperlipoproteinemia primitiva la dieta deve essere considerata una buona abitudine di condotta alimentare che permette di modificare efficacemente l'iperlipidemia. Dal momento che queste patologie hanno una origine genetica è utile che le modifiche alimentari vengano applicate a tutta la famiglia, bambini compresi. In questo modo, si attua una prevenzione fin dall'età giovanile.

La terapia dietetica ipolipemizzante sfrutta gli effetti che possono essere indotti sui lipidi plasmatici mediante modificazioni dei costituenti fondamentali della alimentazione. I principali parametri che caratterizzano una dieta sono costituiti da:
1. contenuto calorico totale;
2. suddivisione della quota calorica tra lipidi, carboidrati e proteine;
3. contenuto di alcool;
4. quantità di materiale non assorbibile (fibre);
5. contenuto in minerali e vitamine.

L'apporto calorico eccessivo, sotto qualunque forma venga fornito all'organismo (lipidi, carboidrati, proteine o alcool) favorisce l'insorgenza di una iperlipidemia dovuta all'aumento della produzione di VLDL da parte del fegato che viene a disporre di un eccesso di substrati per la sintesi dei trigliceridi. A medio e lungo termine l'eccesso calorico favorisce il sovrappeso, cui si associa una ridotta sensibilità insulinica e una ridotta rimozione periferica dei trigliceridi plasmatici.

I lipidi alimentari vengono assorbiti ed immessi nel circolo linfatico sotto forma di chilomicroni (solo gli acidi grassi a catena corta vengono trasferiti direttamente nel circolo ematico). La quantità di grassi di un pasto determina quindi direttamente l'entità della lipemia post-prandiale. Gli steroli, gli acidi grassi (presenti soprattutto nei trigliceridi) ed i fosfolipidi sono tra i lipidi presenti nella dieta. Pur esistendo variazioni individuali, un aumento del colesterolo della dieta comporta un incremento dei livelli di colesterolo plasmatici per aumento delle LDL.

Questo effetto è dovuto ad una riduzione dell'attività dei recettori LDL negli epatociti. La presenza di steroli di origine vegetale riduce l'assorbimento enterico del colesterolo (su tale azione si basa l'uso di β-sitosterolo nella terapia adiuvante dell'ipercolesterolemia).

Di seguito vengono fornite (Tabelle 7.3, 7.4) le principali informazioni relative al contenuto di lipidi e colesterolo in alcuni alimenti.

Gli acidi grassi della dieta, oltre a concorrere in modo notevole a determinare l'apporto calorico totale, influiscono in modo diverso sui livelli dei lipidi plasmatici in rapporto alla loro struttura chimica. Gli acidi grassi saturi (presenti soprattutto negli alimenti di origine animale, escluso il pesce) determinano un aumento dei livelli di LDL, probabilmente per una riduzione dell'attività dei recettori LDL epatici. Non tutti gli acidi grassi saturi producono gli stessi effetti; l'acido stearico, rapidamente convertito in acido oleico, non sembra avere nessun effetto sulla colesterolemia. Gli acidi grassi poliinsaturi della serie omega 6, di provenienza vegetale, riducono sia le LDL che le HDL, mentre quelli monoinsaturi riducono le LDL senza modificare le HDL. Gli acidi grassi poliinsaturi della serie omega 3 riducono soprattutto i trigliceridi.

Nonostante il riconosciuto effetto ipocolesterolemizzante degli acidi grassi poliinsaturi, non ne viene attualmente suggerito un incremento eccessivo nella

Tabella 7.3. Contenuto di lipidi in alcuni alimenti (g per 100 g di parte edibile cruda): (dati del Ministero dell'Agricoltura)

	Acidi grassi			
	Lipidi totali	Lipidi saturi	Lipidi monoinsaturi	Lipidi poliinsaturi
Agnello magro	2,2	1,1	0,8	1,0
Bovino magro	5,1	2,1	2,9	0,2
Coniglio	5,3	1,9	2,4	1
Petto di pollo	0,9	0,2	0,2	0,2
Suino magro	3	1,2	1,2	0,2
Petto di tacchino	4,9	2,7	1,4	0,7
Vitello	12	6	5	Tracce
Bel Paese	30,2	14,7	8,6	0,6
Fontina	26,9	14,7	6,9	1,4
Grana	26	17	7	1
Gorgonzola	31,2	15,1	8,2	0,8
Provolone	28,6	17,1	7,4	0,8
Burro	82,4	48,8	23,7	2,8
Margarina	81	25,5	35,5	17
Latte intero	3,4	2,1	1,1	0,1
Latte scremato	1,8	0,9	0,5	0,1
Latte totalmente scremato	0,2	0,1	0,1	0
Olio di arachidi	100	19,4	52,5	27,9
Olio di girasole	100	11,2	33	50,2
Olio di mais	100	15,0	30,7	50,4
Olio di oliva	100	16,2	74,5	8,8
Olio di vinacciolo	100	9,2	16,4	68
Dentice	3,5	1,1	1,3	1,1
Nasello	0,3	0,1	0,8	0,5
Trota	3	0,7	1,1	1
Uova	11,1	3,3	4,5	1,3

dieta in considerazione del fatto che ciò potrebbe favorire l'insorgenza di calcolosi delle vie biliari, facilitare la carcinogenesi e aumentare l'assorbimento di steroli vegetali e colesterolo. Per quanto riguarda i fosfolipidi presenti negli alimenti, questi non vengono assorbiti come tali ma sono digeriti dagli enzimi enterici; la quota di fosfolipidi presente nelle lipoproteine è sintetizzata dalle cellule che producono queste macromolecole (enterociti ed epatociti). L'impiego dei fosfolipidi quali ipolipemizzanti verrebbe giustificato dal fatto che contengono spesso acidi grassi poliinsaturi (la lecitina di soia, per esempio, è ricca di acido linoleico).

Una dieta ricca in glicidi può favorire un transitorio incremento dei trigliceridi plasmatici; la quota glicidica non ha peraltro specifiche influenze a lungo termine sul metabolismo lipidico. L'apporto glicidico può facilmente incrementare il contenuto calorico totale, soprattutto quando si tratti di glicidi semplici, i quali non forniscono residui non digeribili. L'uso di alimenti contenenti carboidrati complessi è indicato non solo nei soggetti con diabete o ridotta tolleranza al glucosio, ma anche

Tabella 7.4. Contenuto di colesterolo in alcuni alimenti (mg/100g di parte edibile cruda) (Dati del Ministero dell'Agricoltura)

Agnello	71
Burro	250
Cacao	0
Caviale	>300
Cervello	>2000
Coniglio	65
Cuore di manzo	150
Fegato (di manzo, agnello, vitello)	300
Formaggi	66-102
Latte intero	14
Latte scremato	2
Maiale	62
Maionese	70
Manzo	68
Margarina vegetale	0
Merluzzo	50
Molluschi	50
Ostriche	50
Pasta all'uovo	94
Pesci	50-70
Petto di pollo	67
Rene	375
Uovo intero	504
Albume d'uovo	0
Tuorlo d'uovo	1480
Sardine in scatola	120
Sgombro	95
Tonno	63
Trota	55
Vitello	71
Yogurt da latte parzialmente scremato	8

perché si trovano di solito associati ad una quota di fibre vegetali non digeribili.

Alcune proteine di origine animale, ad esempio la caseina, favoriscono un incremento della colesterolemia, mentre un effetto opposto hanno le proteine di origine vegetale, come le proteine della soia.

L'alcool fa parte in maniera significativa delle abitudini alimentari; anche se un suo uso moderato produce un incremento delle HDL, l'assunzione di alcool favorisce un aumento della trigliceridemia perché aumenta l'apporto calorico totale, incrementa la sintesi dei trigliceridi epatici e rallenta la rimozione periferica delle lipoproteine ricche in trigliceridi. Se non è necessario ridurre le calorie totali, l'uso controllato di bevande alcoliche può essere consentito anche al soggetto iperlipidemico.

Le fibre non digeribili riscuotono interesse perché intervengono favorevolmente sul metabolismo sia glicidico (migliorando la tolleranza ai carboidrati) che lipidico.

Le fibre non digeribili sono un gruppo di sostanze presenti soprattutto nella parete delle cellule vegetali, composte di polimeri di carboidrati (cellulosa, emicellulosa, pectina) o di altri polimeri (lignina) che non vengono digerite dagli enzimi intestinali e solo in parte sono degradate dai batteri intestinali.

Le fibre non sono in grado di agire direttamente sui livelli di colesterolo ma potrebbero comportarsi come una resina a scambio ionico e interferire con il circolo entero epatico degli acidi biliari, oppure ridurre l'assorbimento dei lipidi e modificare la flora batterica intestinale con una riduzione dell'assorbimento del colesterolo.

Nella chilomicronemia in cui non si ha un aumento del rischio di aterosclerosi, una opportuna dieta ipolipidica provoca una marcata riduzione dei chilomicroni circolanti e dell'epatosplenomegalia, della xantomatosi e soprattutto delle crisi dolorose addominali.

Nella ipercolesterolemia familiare eterozigote l'elevato rischio di aterosclerosi coronarica giustifica una buona impostazione dietetica con la quale è possibile ottenere una riduzione della colesterolemia in media del 10-15%, con punte del 20%, anche se di solito è necessario associare un trattamento farmacologico per normalizzare i livelli di LDL. Negli omozigoti, invece, i risultati della sola dieta sono del tutto insufficienti a prevenire le gravi complicanze aterosclerotiche sempre presenti in questi pazienti, e quindi è necessaria una rigida terapia sia dietetica che farmacologica.

Nelle ipercolesterolemic poligeniche una dieta può dare risultati soddisfacenti.

La dieta dà anche risultati nella iperlipidemia del Tipo III, in cui diminuisce la β-VLDL, lipoproteina altamente aterogena.

Linee guida per una dieta ipolipemizzante

Per ridurre il colesterolo

Ridurre: l'uso di burro, lardo, margarine solide, latte intero, panna, gelati, formaggi stagionati, formaggi cremosi
Ridurre: le carni rosse, il grasso visibile delle carni, gli insaccati
Ridurre: le frattaglie (cervello, rene, fegato)
Ridurre: l'uso di uova
Ridurre: i prodotti di pasticceria
Aumentare: l'utilizzo di pesce
Aumentare: l'utilizzo di tutti i vegetali (sia freschi che surgelati) crudi e cotti
Aumentare: l'uso dei legumi (lenticchie, fagioli, fave, ceci, ecc.)
Aumentare: l'uso della frutta
Preferire: l'utilizzo di carni bianche (pollo, tacchino, coniglio, ecc.)
Favorire: l'utilizzo di olio di oliva extravergine, di olio di girasole e olio di mais
Per ridurre i trigliceridi: abolire zuccheri semplici ed alcool.

Lo scopo che si propone la terapia farmacologia ipolipemizzante è essenzialmente la prevenzione delle complicanze aterosclerotiche per mezzo di un intervento sul metabolismo lipidico (Tabella 7.5).

Tabella 7.5. Alcuni farmaci usati nel trattamento delle iperlipoproteinemie

Farmaco	Dosaggio	Iperlipidemie
Colestiramina (resina a scambio ionico)	12-24 g/die	Ipercolesterolemia
Acido nicotico	3-6 g/die	
Bezafibrato	400-600 mg/die	Ipercolesterolemia
Gemfibrozil	900-1200 mg/die	Ipertrigliceridemia
Fenofibrato	200-300 mg/die	
Pravastatina	10-40 mg/die	Ipercolesterolemia
Simvastatina	5-40 mg/die	Forme miste
Atorvastatina	5 < 20 mg/die	

Considerando la prevenzione dell'aterosclerosi si è soliti distinguere una prevenzione primaria ed una secondaria. La prevenzione primaria comprende tutte quelle misure che vengono intraprese nel soggetto asintomatico prima che si sia manifestata qualcuna delle complicazioni cliniche dell'aterosclerosi. La prevenzione secondaria è invece quella che si attua su quei soggetti che hanno già presentato qualche complicanza clinica. La prevenzione dell'aterosclerosi deve operare primariamente sui cosiddetti fattori di rischio (Tabella 7.6), e cioè su quei fattori che con particolare e significativa frequenza si associano ad una elevata incidenza di eventi clinici legati a questa malattia.

È evidente che la più efficace prevenzione si attua operando il più precocemente possibile sul maggior numero di questi fattori. Per quanto riguarda le dislipidemie, la prevenzione dell'aterosclerosi si fa anzitutto con l'alimentazione. Quando le modifiche dell'alimentazione non sono sufficienti a raggiungere gli obiettivi voluti, è opportuno associare al trattamento alimentare la terapia farmacologica. Il farmaco ipolipemizzante va usato solo dopo aver documentato, almeno in due successivi controlli, la presenza di una dislipidemia che non risulta ben controllata dalla dieta da almeno 8 settimane. L'uso di questi farmaci, come per ogni terapia metabolica, è continuo. Periodici controlli, da effettuare mantenendo inalterata la somministrazione del farmaco, devono documentare la efficacia e la tollerabilità della terapia. La scelta del farmaco ipolipemizzante deve essere fatta prendendo in considerazione le caratteristiche del paziente e le proprietà del composto, dal momento che non tutte le dislipidemie e non tutti i pazienti sono uguali e che non tutti i farmaci hanno le stesse proprietà.

Tabella 7.6. Fattori di rischio

– Ipercolesterolemia	– Familiarità per cardiopatia ischemica
– Fumo di sigaretta	– Sesso maschile
– Ipertensione arteriosa	– Sovrappeso
– Diabete	– Alti livelli di fibrinogeno
– Bassi livelli di HDL	

I fibrati (bezafibrato, fenofibrato, gemfibrozil) sono un gruppo di composti che possiedono un complesso meccanismo d'azione; il loro principale effetto consiste in un incremento della rimozione delle lipoproteine ricche in trigliceridi a seguito di una attivazione della lipasi lipoproteica. Inoltre, abbassano la produzione di VLDL, che a sua volta concorre alla riduzione dei trigliceridi.

Possiedono un effetto ipercolesterolemizzante, soprattutto nei pazienti con normale trigliceridemia; tale effetto sembra collegato ad un aumento della escrezione del colesterolo con la bile che porta ad una maggiore perdita fecale totale di steroidi endogeni.

Con i fibrati si ottiene in media un decremento dei trigliceridi di circa tra il 30%, mentre quello del colesterolo è intorno al 15-20%. Questi composti sono indicati in prima istanza nel trattamento delle ipertrigliceridemie; il loro uso risulta inoltre particolarmente efficace nel Tipo III; possono essere impiegati da soli o in associazione alle resine anche nelle ipercolesterolemie pure e con ipertrigliceridemia. Il bezafibrato è tra i pochi farmaci ipolipemizzanti per i quali è stata riportata una riduzione dei livelli di lipoproteina (a) [Lp(a)].

I fibrati sono in genere ben tollerati; sporadicamente si possono avere effetti collaterali quali nausea, diarrea o disturbi gastroenterici, soprattutto nel primo periodo di trattamento. Sono stati inoltre segnalati transitori aumenti delle transaminasi e della creatinfosfochinasi. Nel trattamento a lungo termine alcuni fibrati favoriscono la comparsa di colelitiasi per una aumentata litogenicità della bile. Oltre all'effetto ipolipemizzante alcuni fibrati riducono il fibrinogeno e la aggregabilità piastrinica e sembrano migliorare la attività fibrinolitica nei casi in cui sia deficitaria.

L'acido nicotinico è un derivato della vitamina B_6 dotato di un intenso effetto vasodilatatore e di una accerata attività ipolipemizzante. Questo farmaco inibisce la lipolisi nel tessuto adiposo, riduce la produzione epatica di VLDL e inibisce l'incorporazione dell'acetato nella molecola del colesterolo. L'effetto complessivo dell'acido nicotinico è pertanto sia ipotrigliceridemizzante che ipocolesterolemizzante.

L'uso clinico di questo prodotto è limitato, però, dagli effetti collaterali quali la vasodilatazione cutanea, il prurito, l'iperpigmentazione, i disturbi gastroenterici (nausea, vomito, diarrea). È necessario iniziare il trattamento a piccole dosi (300 mg/die) e raggiungere gradatamente il dosaggio pieno (3-6 g/die). L'arrossamento cutaneo potrebbe essere limitato con piccole dosi di aspirina. L'acido nicotinico può ridurre la tolleranza ai carboidrati, favorire l'iperuricemia, la comparsa di epatopatie, l'insorgenza di ulcere gastrointestinali e di aritmie cardiache. Escluse le chilomicronemie, l'acido nicotinico può essere impiegato in tutte le iperlipoproteinemie, ottenendo un significativo effetto ipolipemizzante. L'impiego di derivati dell'acido nicotinico permette di ridurre gli effetti collaterali e di prolungare nel tempo l'effetto farmacologico.

Le statine (lovastatina, simvastatina, pravastatina, atorvastatina, fluvastatina) sono farmaci ipocolesterolemizzanti. Questi composti hanno analogie strutturali con l'idrossimetil-glutaril-coenzima A (HMG-CoA) e sono quindi inibitori competitivi dell'enzima HMG-CoA reduttasi, che regola la velocità della sintesi del colesterolo nelle cellule.

Inibendo l'HMG-CoA reduttasi nel fegato, le statine fanno sì che l'epatocita debba utilizzare il colesterolo delle LDL previo legame con il loro recettore specifico. L'effetto di questi composti è esclusivamente di riduzione delle LDL. L'impiego degli inibitori dell'HMG-CoA reduttasi risulta associato talvolta a significativi effetti collaterali, tra cui i più frequenti sono l'aumento delle transaminasi e della CPK.

Le resine a scambio ionico (colestiramina, colestipol) sono macromolecole polimeriche che vengono assorbite dal tratto gastroenterico ed agiscono legando gli acidi biliari; in tal modo viene inibito il circolo entero-epatico di questi composti e viene aumentata la loro escrezione fecale.

L'aumento della perdita di acidi biliari induce un aumento della loro sintesi epatica a partire dal colesterolo. Questo colesterolo deriva in parte dalla sintesi epatica e in parte dalle LDL. Il fegato, in queste condizioni, incrementa l'utilizzo del colesterolo delle LDL mediante un aumento dei recettori delle LDL. Questo fatto limita l'uso delle resine ai soggetti ipercolesterolemici che siano in grado di produrre recettori funzionalmente attivi.

La colestiramina, alle dose di 12-14 g/dì, ottiene un effetto ipercolesterolemizzante pari a circa il 25-35%, ed è il farmaco di elezione nelle ipercolesterolemie. Dosi molto elevate possono dare steatorrea e malassorbimento, soprattutto delle vitamine liposolubili; questa resina interferisce inoltre con l'assorbimento di alcuni farmaci (digitatici, clorotiazide, tetracicline, warfarin, sali di ferro, tiroxina, fenilbutazone o fenobarbital).

I più importanti effetti collaterali, che si manifestano soprattutto nel primo periodo di somministrazione, sono costituiti da nausea, flatulenza e stipsi. Questi inconvenienti e la sua scarsa palatabilità la rende poco accettata dai pazienti.

Il probucol è un composto liofilo che viene assorbito dall'intestino in minima parte (circa 5% della dose orale) e che si deposita nel tessuto adiposo, dal quale viene eliminato con estrema lentezza (alcuni mesi). Il meccanismo d'azione del probucol non è chiarito. Questo prodotto riduce sia le LDL che le HDL ed è capace di prevenire l'aterosclerosi sperimentale e di ridurre gli xantomi nei pazienti con ipercolesterolemia familiare. I suoi effetti antiaterogeni sono anche dovuti alla sua potente attività antiossidativa, che inibisce le modificazioni ossidative delle LDL.

Uno schema di trattamenti farmacologici in prevenzione primaria è descritto nella Tabella 7.7.

L'angiogenesi come bersaglio del trattamento terapeutico

Alcune vasculopatie si giovano di una "neoangiogenesi" terapeutica, come alcuni tumori sono ipervascolarizzanti e si giovano di terapia anti-angiogenica.

Tabella 7.7. Studi maggiori di prevenzione primaria delle malattie cardiovascolari

Esperimento	Pazienti	Farmaco	Risultati
MAPHY Metoprolol Atherosclerosis Prevention in Hypertensives 1988 (n=3234)	Uomini bianchi tra i 40-64 anni con moderata ipertensione	Metoprololo vs. tiazidico diuretico	48% di differenza nella mortalità 24% di riduzione negli eventi coronarici (metoprololo)
WOSCOPS West of Scotland Coronary Prevention Study 1995 (First primary prevention study) (n=6595)	Uomini tra i 45 e i 64 anni anni con livello di colesterolo ≥ 252 mg/dL, nessun caso di infarto del miocardio	Pravastanina (40mg/d)	32% di riduzione della morte per cause cardiovascolari
KAPS Kuopio Atherosclerosis Prevention Study 1995 (n=424)	Uomini tra i 44 e i 65 anni < 10% con infarto del miocardio LDL ≥ 4.0mmol/L e colesterolo totale < 7.5 mmol/L	Pravastanina (40mg/d)	45% della progressione minore nello spessore intimale carotideo (IMT). Nessun effetto rilevante nelle arterie femorali. Effetti significativi nei fumatori
AFCAPS/TexCAPS The Air Force/Texas Coronary Atherosclerosis Prevention Study 1998 (n=5608)	Uomini tra i 45 e i 73 anni e 997 donne tra i 55 e i 73 anni, colesterolo 221±21 mg/dL LDL-C 150±17 mg/dL HDL-C 36±5 mg/dL (40±5 mg/dL per donne), nessun caso di eventi cardiovascolari	Lovastanina (20-40 mg/d)	37% di riduzione dei maggiori effetti coronarici 25% di riduzione di tutti gli eventi cardiovascolari
PRINCE The Pravastatin Inflammation/CRP Evaluation 2001 (n=1702)	Uomini e donne con nessuna storia di malattia cardiovascolare	Pravastanina (40mg/d)	16,9% di riduzione dei livelli di proteina C reattiva
PPP The Primary Prevention Project 2001 (n=449)	Uomini e donne con uno o più fattori di rischio cardiovascolare Età media 65 anni	Aspirina (100mg/d)	Riduzione del rischio di morte cardiovascolare e di eventi cardiovascolari Nessun effetto con Vitamina E

segue →

Tabella 7.7. *seguito* →

Esperimento	Pazienti	Farmaco	Risultati
ASCOT-LLA (n= 10,305 pazienti ipertesi) Anglo-Scandinavian Cardiac Outcomes Trial-Lipid Lowering Arm 2003 (n=10)	Pazienti tra i 40 e i 79 anni, colesterolo ≤ 250 mg/dL	Atorvastatina (10mg/d)	HR del 0,64 di morte per infarto del miocardio e per malattie cardiovascolari, 0,79 degli eventi cardiovascolari, 0,71 degli eventi coronarici
CHARISMA (n= 3284) The Clopidogrel for High Atherothrombotic Risk and Ischemic Stabilization, Management, and Avoidance 2006 (n=3284)	Pazienti con multipli fattori di rischio aterotrombotico uomini ≥ 65 anni (>50%) o donne ≥ 70 anni	Clopidogrel (75mg/d) ed Aspirina (75 a 162 mg/d) vs Aspirina	20% di aumento relativo di infarto del miocardio, di ictus o di morte per malattie cardiovascolari e 77% di aumento relativo di morte per cause cardiovascolari con Clopidogrel più Aspirina
JUPITER Justification for the Use of Statins in Primary Prevention	LDL < 130mg/dL, hs-CRP ≥ 2,0mg/L, uomini >55, donne > 65 nessuna storia di CAD, asintomatico	Rosuvastatina (20 mg/d)	Sperimentazione in corso

Il potenziale pro-angiogenico del VEGF o del fattore di crescita fibroblastico (FGF, *Fibroblast Growth Factor*) non hanno avuto gli effetti positivi previsti. Stimolare la crescita di vasi funzionali rappresenta una sfida molto più interessante. Vi sono oggi nuove strategie terapeutiche che coinvolgono il trapianto di cellule del midollo osseo o il rilascio di molecole capaci di stimolare la crescita non solo di capillari distali ma anche di vasi del circolo collaterale prossimale.

Nei tumori l'angiogenesi promuove la progressione neoplastica e le metastasi, invece le cellule endoteliali sono genomicamente stabili e sono considerate obiettivi terapeutici ideali.

Le cellule staminali midollari autologhe nella terapia del danno arterioso

L'arteriopatia ostruttiva degli arti inferiori è legata ad ipercolesterolemia ed è un reperto costante nel diabetico, in cui determina una complicanza invalidante. Essa si sviluppa prevalentemente in sede popliteo-tibiale ed è spesso causa di una ischemia critica ad elevato rischio di amputazione dell'arto. Il salvataggio dell'arto in questi pazienti si può ottenere con la rivascolarizzazione chirurgica (convenzionale e/o endovascolare), con rivascolarizzazione chirurgica + terapia medica adiuvante o, nei pazienti non rivascolarizzabili, con la terapia medica, che tuttavia è a termine e spesso di tipo palliativo. Alla luce dei risultati insoddisfacenti della terapia farmacologica, un ruolo di primaria importanza nella ricerca della terapia medica dell'ischemia critica lo ha guadagnato lo studio di base e nei modelli animali delle cellule staminali (quali le cellule progenitrici endoteliali e quelle contenute nel sangue midollare) che facilitano la neoangiogenesi. Soprattutto, nel paziente diabetico la neoangiogenesi potrebbe essere di estrema utilità per potenziare la vascolarizzazione degli arti sia in presenza di una arteriopatia ostruttiva silente (paziente ad alto rischio di ischemia critica) che nel paziente con ischemia critica, contribuendo in maniera significativa alla riduzione della percentuale di amputazioni maggiori. Abbiamo recentemente avviato (Aprile 2005) un programma di ricerca clinico volto a definire, nei pazienti con ischemia critica e in gruppi di controllo (pazienti affetti da ischemia critica che eseguivano terapia convenzionale), il contributo delle cellule staminali autologhe midollari nella neoangiogenesi della parete arteriosa. Il programma di ricerca si proponeva l'obiettivo di valutare se la qualità di vita ed il quadro sintomatologico ed angiografico migliorava in seguito ad infusione di sangue midollare autologo in soggetti diabetici e non diabetici con arteriopatia ostruttiva periferica. I nostri dati su 18 pazienti in III o IV stadio Leriche-Fontaine testimoniano benefici angiografici e sintomatologici fino a 6-12 mesi dall'inizio del trattamento (Figg. 7.1, 7.2).

Va specificato che l'incidenza dell'arteriopatia ostruttiva periferica aumenta con l'età, sia in soggetti diabetici che non diabetici, ed in particolare nei primi è direttamente correlata con la durata del diabete. Il diabete è quindi un importante fattore di rischio per l'insorgenza di tale patologia. L'ipertensione, il fumo e l'iperlipidemia, condizioni spesso presenti in pazienti diabetici, costituiscono inoltre fattori di rischio aggiuntivi per il danno vascolare. Una diagnosi tardiva di arteriopatie ostruttive, accompagnata da ulcerazioni del piede e cancrena, porta inevitabilmente all'amputazione dell'arto affetto. Negli Stati Uniti circa il 50% delle amputazioni non traumatiche sono imputabili al diabete e secondo i dati del WHO l'incidenza della patologia diabetica aumenterà drammaticamente nei prossimi anni. La prevenzione, la diagnosi precoce dell'AOCP e le strategie terapeutiche innovative nel campo della neovascolarizzazione e nella rigenerazione tissutale sono fondamentali per combattere questa condizione invalidante ed economicamente svantaggiosa.

Dal punto di vista anatomopatologico l'arteriopatia ostruttiva è caratterizzata da una aterosclerosi accelerata, che consiste essenzialmente in un intenso rimodellamento delle componenti della parete vasale, con riduzione numerica delle normali cellule endoteliali e muscolari lisce e un progressivo accumulo di lipidi, prodotti di degradazione, proteine della matrice extracellulare e ioni calcio. Si consolida così un quadro fisiopatologico di disfunzione endoteliale, con

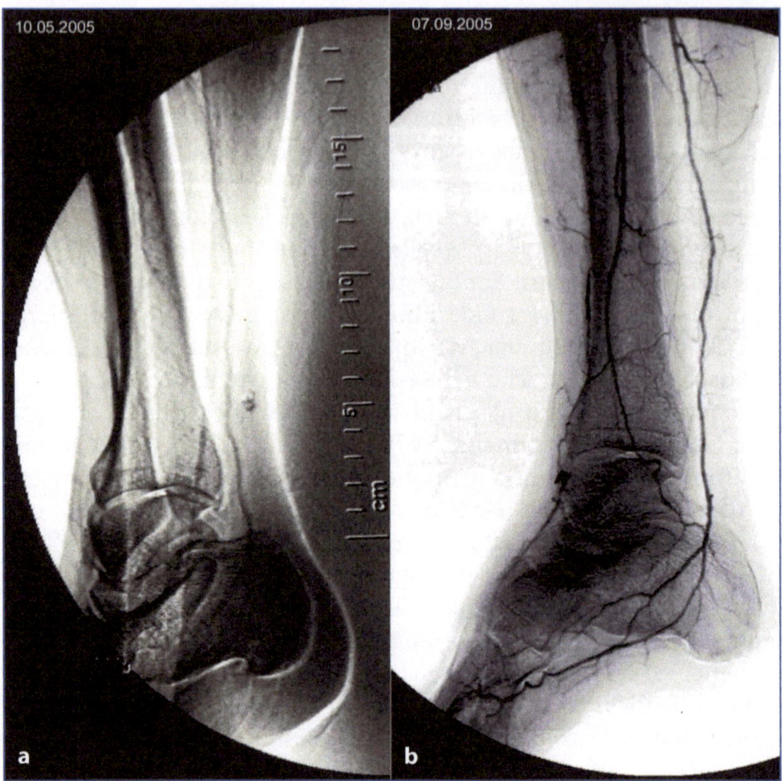

Fig. 7.1a, b. Angiografie di paziente con arteriopatie ostruttive periferiche prima e dopo quattro mesi di trattamento con cellule staminali autologhe. **a** Prima del trattamento. **b** Dopo il trattamento

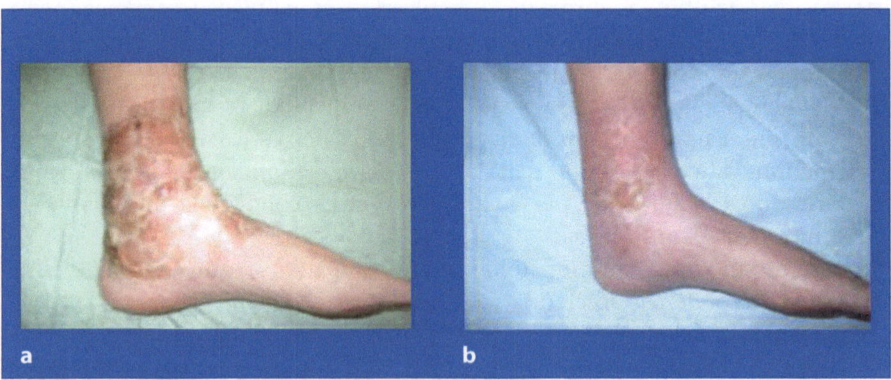

Fig. 7.2a, b. Piede di soggetto diabetico con arteriopatia ostruttiva periferica prima (**a**) e a sei mesi dal trattamento (**b**) con cellule staminali autologhe

cambiamento del normale stato funzionale, che si accompagna ad alterazioni della regolazione del tono vascolare, alla presenza di uno stato proinfiammatorio e procoagulante.

Le cellule staminali midollari adulte mostrano in maniera caratteristica le seguenti proprietà: divisione asimmetrica, plasticità, bassa tendenza ad entrare in ciclo, alta capacità clonogenica e localizzazione tissutale in "nicchie". Le cellule endoteliali progenitrici circolanti (EPCs), invece, sono cellule di derivazione midollare con proprietà simili a quelle degli angioblasti embrionali. Sotto l'influenza di stimoli appropriati, ad esempio citochine e fattori di crescita, le EPCs vengono inizialmente mobilizzate dal midollo osseo e immesse nel torrente circolatorio dove subiscono un cambiamento fenotipico (perdita delle molecole di membrana c-Kit e CD133 le quali sono inizialmente espresse accanto al CD34 e al vascular endothelial growth factor receptor 2 al momento del rilascio dal midollo osseo) prima di localizzarsi nei tessuti danneggiati.

Nel luogo del danno, le EPCs sembra che contribuiscano alla neovascolarizzazione (attraverso un processo di migrazione selettiva *homing*). In soggetti normali, le EPCs circolanti rappresentano solo lo 0,001% delle cellule del sangue. Attualmente, la rilevanza clinica e il contributo delle EPCs per una rivascolarizzazione funzionale dei tessuti è oggetto di valutazione in modelli pre-clinici.

Letture consigliate

Bauer KA, Hawkins DW, Peters PC et al (2002) Fondaparinux, a synthetic pentasaccharide: the first in a new class of antithrombotic agents – the selective factor Xa inhibitors. Cardiovasc Drug Rev 20:37-52

Grundy SM, Denke MA (1990) Dietary influences on serum lipids and lipoproteins. J Lipid Res 31:1149-1172

Napoli C, Sica V (2004) Statin treatment and the natural history of atherosclerotic-related diseases: pathogenic mechanisms and the risk-benefit profile. Curr Pharm Des 10:425-432

Napoli C, Sica V, Pignalosa O, De Nigris F (2005) New trends in anti-atherosclerotic agents. Curr Med Chem 12:1755-1772

O'Neill WW, Serruys P, Knudtson M et al (2000) Long-term treatment with a platelet glycoprotein-receptor antagonist after percutaneous coronary revascularization. EXCITE Trial Investigators. Evaluation of oral xemilofiban in controlling thrombotic events. N Engl J Med 342:1316-1324

Simoons ML (2001) Effect of glycoprotein IIb/IIIa receptor blocker abciximab on outcome in patients with acute coronary syndromes without early coronary revascularisation: the GUSTO IV-ACS randomised trial. Lancet 357:1915-1924

Strebel N, Prins M, Agnelli G, Buller HR (2002) Preoperative or postoperative start of prophylaxis for venous tromboembolism with low-molecular-weight heparin in elective hip surgery? Arch Intern Med 162:1451-1456

The Expert Panel (1988) Report of the National Cholesterol Education Program Expert Panel on detection, evalutation and treatment of high blood cholesterol in adults. Arch Intern Med 148:36-49

Thompson GR (1989) A handbook of hyperlipidaemia. Current Science, London

Weitz JI, Bullar HR (2002) Direct thrombin inhibitors in acute coronary syndromes: present and future. Circulation 105:1004-1011

Yusuf S, Zhao F, Mehta SR et al (2001) Effects of clopidogrel in addition to aspirin in patients with acute coronary syndromes without ST-segment elevation. N Engl J Med 345:494-502

Principali abbreviazioni usate

ACE	*Angiotensin Converting Enzyme*, enzima convertitore dell'angiotensina
ADMA	*Asymmetric Dimethylarginine*, dimetilarginina assimetrica
ADP	Adenosina difosfato
AGM	*Embryonic Region Comprising Aorta-Gonad-Mesonephros*, regione dell'embrione che comprende l'aorta, le gonadi e il mesonefro
AOCP	Arteriopatia ostruttiva periferica
APC	*Activated Protein C*, proteina C attivata
APTT	Tempo di tromboplastina parziale attivata
ARB	*All Receptor Blockers*, tutti i bloccanti dei recettori
ATP	Adenosina trifosfato
AVP	*Arginine Vasopressin*, vasopressina arginina
BFU-E	Eritroidi precoci
CFC	*Colony-Forming Cells*, cellule che formano colonie
CFU-E	Eritroidi tardivi
CHD	*Coronary Heart Disease*, malattia cardiaca coronarica
CHAOS	*Cambridge Heart Antioxidant Study*
DC	*Dentritic Cell*, cellula dentritica
DCM	*Dilatatory Cardiomyopathy*, cardiomiopatia ditatatoria
DKO	*Double Knockout*
ECM	*Extra Cellular Matrix*, matrice extracellulare
EDHF	*Endothelium-Distensive-Hyperpolarising-Factor*, fattore distensivo iperpolarizzante delle cellule endoteliali
EDRF	*Endothelium-Derived-Relaxing-Reactor*, fattore distensivo derivato dall'endotelio
EGFR	*Epidermal Growth Factor Receptor*, recettore del fattore di crescita epidermico
eNOS	*Endothelial Nitric Oxide Synthase*, sintetasi dell'ossido nitrico endoteliale
EPC	*Endotelial Progenitor Cells*, cellule progenitrici endoteliali

ER	*Estrogen Receptor*, recettore degli estrogeni
ESAM	*Endothelial Specific Adhesion Molecule*, molecola di adesione specifica della cellula endoteliale
ESI	*Electrospray Ionization*, ionizzazione elettrospray
FBF	*Forearm Blood Flow*, il flusso sanguigno nell'avambraccio
FDA	*Food and Drug Administration*
FGF	*Fibroblast Growth Factor*, fattore di crescita di fibroplast
FpA	*Fibrinpeptid A*, fibrinopeptide A
GP	*Platelet Glycoprotein*, glicoproteina piastrinica
HCII	*Heparin Cofactor II*, cofattore II dell'eparina
HDL	*High Density Lipoprotein*, lipoproteina ad alta densità
HIT	*Heparin Induced Trombocitopenia*, trombocitopenia indotta dalla eparina
HMG-CoA	*Hydroxy Methyl Glutaril-Coenzyme A*, idrossimetil-glutaril-coenzima A
HPP-CFC	*High Proliferative Potential Colony-Forming Cells*, cellule che formano colonie ad alto potenziale proliferativo
HRG	*Histidin Rich Glycoprotein*, glicoproteina ricca di istidine
HSC	*Hematopoietic Stem Cells*, cellule staminali emapoietiche
HSPCR	*High Sensibility Protein C Reaction*, proteina C reattiva di alta sensibilità
IC	*Initiating Cells*, cellule progenitrici
ICAT	*Isotope Coded Affinity Tag*, etichetta d'affinità codificata d'isotopo, o metodo
IDCM	*Idiopatic Dilatatory Cardiomyopathy*, cardiomiopatia ditatatoria idiopatica
IGF-1	*Insulin-Like Growth Factor-1*, fattore di crescita simile all'insulina di Tipo 1
IL	*Interleukins*, interleuchine
iNOS	*Inducible Nitric Oxide Synthase*, sintetasi dell'ossido nitrico inducibile
KLF2	*Kruppel Like Factor 2*, fattore 2 simile a Kruppel
LDL	*Low Density Lipoprotein*, lipoproteina a bassa densità
LMW	*Low Molecular Weight*, basso peso molecolare
LTC	*Long-Term-Culture*, coltura a lungo termine
MALDI	*Matrix Assisted Laser Desorption Ionization*, ionizzazione per desorbimento laser matrice assistita

MAO   *Mono Ammine Oxidase*, monoammino ossidasi
MAPK   *Mitogen Activated Protein Kinases*, proteine chinasi attivate dai mitogeni
MTHFR   *Methylene Tetrahydrofolate Reductase*, metilene tetraifolato reduttasi

NK   *Natural Killer*
NO   *Nitric oxide*, ossido nitrico

OxLDL   *Oxidized Low Density Lipoprotein*, lipoproteina a bassa densità modificata ossidativamente

PAF   *Platelet Activating Factor*, fattore attivante delle piastrine
PAI-1   *Plasminogen Activator Inhibitor 1*, inibitore 1 dell'attivatore del plasminogeno
PCR   *Protein C Reaction*, proteina C reattiva
PDGF   *Platelet Derived Growth Factor*, fattore di crescita derivato dalle piastrine
PDGFRβ   *Platelet Derived Growth Factor β-Receptor*, recettore per il fattore di crescita derivato dalle piastrine β
PEAR1   *Platelet Endothelial Aggregation Receptor 1*, recettore dell'aggregazione endoteliale piastrinico di tipo 1
PECAM-1   *Platelet Endothelial Cellular Adhesion Molecule*, molecola di adesione cellulare piastrino-endoteliale
PKC   *Protein Kinase C*, proteina chinasi C

QTL   *Quantitative Trait Loci*, loci per tratti quantitativi

RFLP   *Restriction Fragment Lenght Polymorphism*, polimorfismi di lunghezza di frammenti di restrizione
ROS   *Reactive Oxygen Species*, specie dell'ossigeno reattivo
RTKI   *Receptor Tyrosine Kinases Inhibitor*, inibitore per le tirosinochinasi recettoriali

SCF   *Stem Cell Factor*, fattore di cellule staminali
SHR   *Spontaneously Hypertensive Rats*, ratti con ipertensione spontanea
SOD   *Superoxide Dismutase*, superossidi dismutasi
SRA   Sistema renina-angiotensina
SRA   *Scavenger Receptor A*, recettore A "spazzino"

TCPB   *Tantalum Coated Porous Biomaterial*, biomateriale poroso, ricoperto di tantalio
TF   *Tissue Factor*, fattore tissutale
TFPI   *Tissue Factor Pathway Inhibitor*, inibitore della via di trasduzione del fattore tessutale

TNF	*Tumor Necrosis Factor*, fattore di necrosi tumorale
t-PA	*Tissue Plasminogen Activated Peptide*, peptide tessutale attivato dal plasminogeno
TPO	*Thrombopoietin*, trombopoietina
VEGF	*Vascular Endothelial Growth Factor*, fattore di crescita endoteliale vascolare
VEGFR	*Vascular Endothelial Growth Factor Receptor*, recettore per il fattore di crescita endoteliale vascolare
VLDL	*Very Low Density Lipoprotein*, lipoproteina a densità molto bassa
VSMC	*Vascular Smooth Muscle Cells*, cellule muscolari lisce del sistema vascolare
vWF	*"von Willebrand" Factor*, fattore "von Willebrand"
WHO	*World Health Organisation*

Indice analitico